Mangiameli · Worm
Außen schlank – innen fett

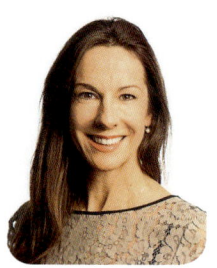

Dipl. oec. troph. Franca Mangiameli ist Diplom-Ökotro-phologin mit mediterranen Wurzeln. Seit über 20 Jahren coacht sie Menschen mit Übergewicht und ernährungs-abhängigen Erkrankungen. Ihr Themen-Schwerpunkt ist die Insulinresistenz und damit einhergehende Erkran-kungen. Franca Mangiameli hat zahlreiche Low-Carb-Bücher geschrieben, darunter viele Kochbücher der LOGI-Reihe sowie »Die Milchdiät«. Darüber hinaus hält sie Vorträge für Fachkräfte, Verbraucher sowie Führungs-personal und dessen Mitarbeiter.

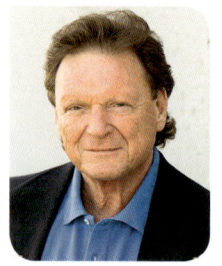

Prof. Dr. Nicolai Worm gehört zu Deutschlands bekann-testen Ernährungswissenschaftlern. Nach seinem Stu-dium der Ökotrophologie ist er seit 1986 selbstän-dig unter anderem als wissenschaftlicher Berater und Dozent tätig. Zwischen 2008 und 2020 war er Profes-sor an der Deutschen Hochschule für Prävention und Gesundheitsmanagement (DHPG) in Saarbrücken. Man kennt ihn unter anderem als Entwickler der LOGI-Methode und des Flexi-Carb-Konzepts. In den letzten 15 Jahren hat er den Schwerpunkt seiner Arbeit auf die Erforschung und Behandlung der nichtalkoholischen Fettleber gelegt. Er hat zahlreiche erfolgreiche Bücher und Artikel zu verschiedenen ernährungsmedizini-schen Themen verfasst.

Dipl. oec. troph. Franca Mangiameli
Prof. Dr. Nicolai Worm

Außen schlank – innen fett

Warum verstecktes Bauchfett auch für schlanke
Menschen gefährlich ist

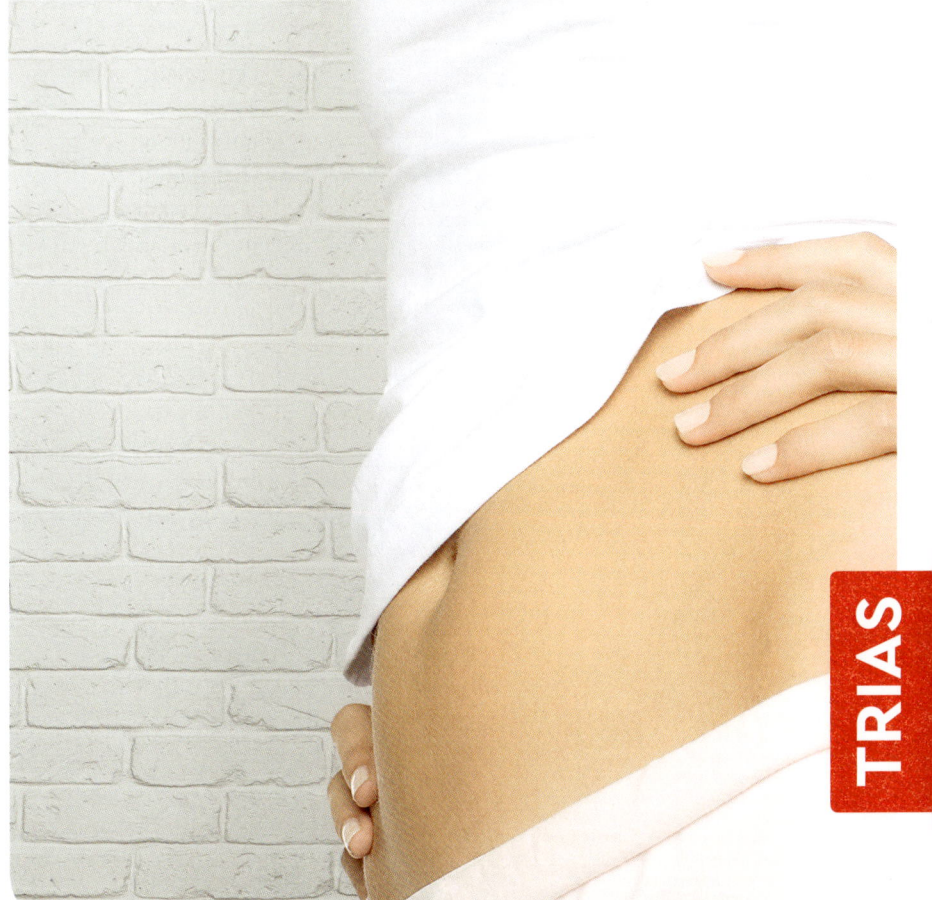

TRIAS

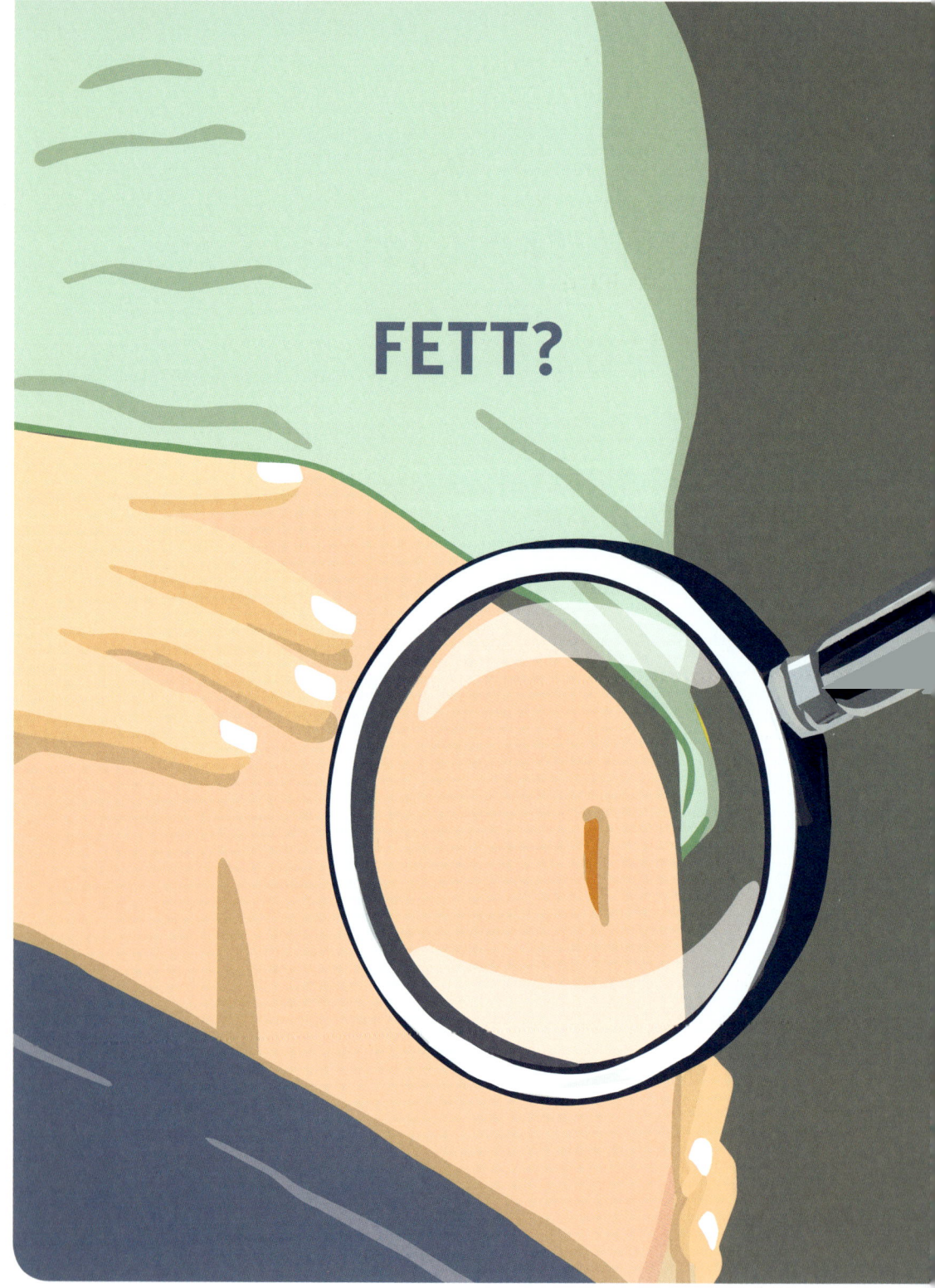

Vorwort

Es ist Sommer 2020 und die Welt steckt geschockt und tief besorgt inmitten der Corona-Krise. Bis Ende Juni 2020 konnte bei weltweit 4,3 Millionen Menschen das Virus nachgewiesen werden, rund 500000 sind im Zusammenhang mit dem Virus gestorben. Erste Studien zeigten: Besonders häufig betroffen von schweren Verläufen der Infektion sind Senioren, Übergewichtige, Diabetiker und Menschen mit Bluthochdruck bzw. Menschen, die mehrere dieser Symptome aufweisen.

Weitere Studien brachten einen Risikofaktor in den Fokus, der offenbar viele Experten überraschte: die Fettleber! Wer mit COVID-19 infiziert ist und gleichzeitig eine Fettleber aufweist, hat je nach Studie ein 400- bis 700-fach erhöhtes Risiko eines besonders schweren Verlaufs – aber völlig unabhängig davon, ob Übergewicht oder Fettleibigkeit vorliegen.

Dieser Befund mag selbst für viele Mediziner spannend und überraschend gewesen sein. Für uns Autoren weniger, da wir uns seit Jahren diesem Thema der inneren Verfettung widmen und längst die Fettleber – sei es die altbekannte alkoholische oder die neuerdings in der Bevölkerung dramatisch zunehmende »nichtalkoholische Fettleber« – als gesundheitliche Bedrohung einstufen und entsprechende ernährungstherapeutische Konzepte empfehlen. Es ist einfach erklärt: Die Leber ist das wichtigste Stoffwechselorgan und wenn sie verfettet ist, funktioniert sie nicht so, wie sie sollte. Und wenn sie sich auch noch entzündet, wird sie zur tickenden Zeitbombe. Dann ist der gesamte Stoffwechsel und auch das Immunsystem schwer gestört – was bei einer Corona-Infektion problematisch werden kann.

Auch als Schlanker, »Normalgewichtiger« kann man eine ausgeprägte Fettleber haben. Dann ist man äußerlich »gesund«, aber innerlich »krank«. Dann steigt auch mit einem Body-Mass-Index (BMI) bis 25, mit dem man eigentlich als schlank gilt, das Risiko von Diabetes, Herz-Kreislauf-, Nieren- und Krebserkrankungen. Studien belegen, dass der BMI individuell keinerlei gesundheitliche Vorhersage erlaubt. Es gibt kein »gesundes Gewicht« – es gibt nur einen gesunden Körper!

Mit unserem modernen Lebensstil steigt der Anteil der Menschen in unserer Gesellschaft, die innerlich verfetten, ohne dass man es ihnen äußerlich ansieht. Sie sind, wie sie in der wissenschaftlichen Literatur häufiger bezeichnet werden, »thin outside and fat inside«, was sich trefflich als TOFI abkürzen lässt. Sie gehören zu einer Hochrisikogruppe, auf Grund ihres vermeintlich günstigen BMI werden sie aber meist nicht frühzeitig als solche erkannt.

Es ist höchste Zeit, den BMI mit seiner Einteilung in »Normal- und Übergewicht bzw. Fettleibigkeit« für eine individuelle gesundheitliche Beurteilung zu überdenken. Vielmehr kommt es auf die »inneren Werte« an! Bei Übergewichtigen oder Fettleibigen suchen die Ärzte viel eher und viel genauer nach Störungen und Risikofaktoren. Bei Normalgewichtigen fehlt häufig nicht nur das Bewusstsein bei den Betroffenen, sondern auch bei ihren Ärzten.

Mit unserem Buch »Außen schlank – innen fett« wollen wir einen Beitrag dazu leisten, dass dieses wichtige Thema TOFI verstanden und verbreitet wird. Wir haben die wesentlichen wissenschaftlichen Erkenntnisse der letzten Jahrzehnte kurz und, wie wir meinen, leicht verdaulich zusammengefasst und hoffen, dass dieses Buch nicht nur eine große Leserschaft, sondern auch von der Wichtigkeit der Botschaft Betroffene und Therapeuten erreicht.

Im Sommer 2020

Franca Mangiameli und Nicolai Worm

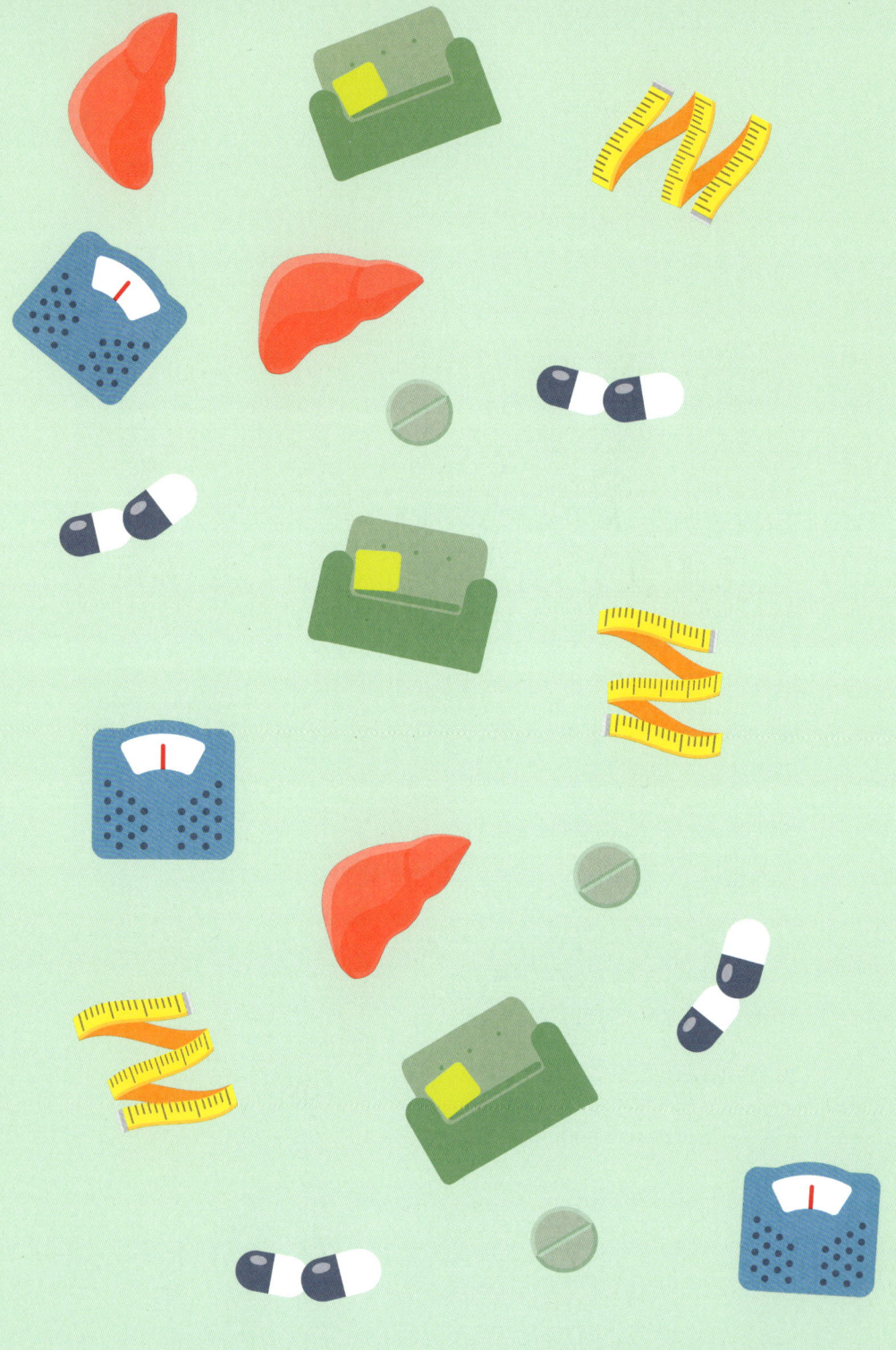

VERSTECKTE FETTDEPOTS MACHEN KRANK

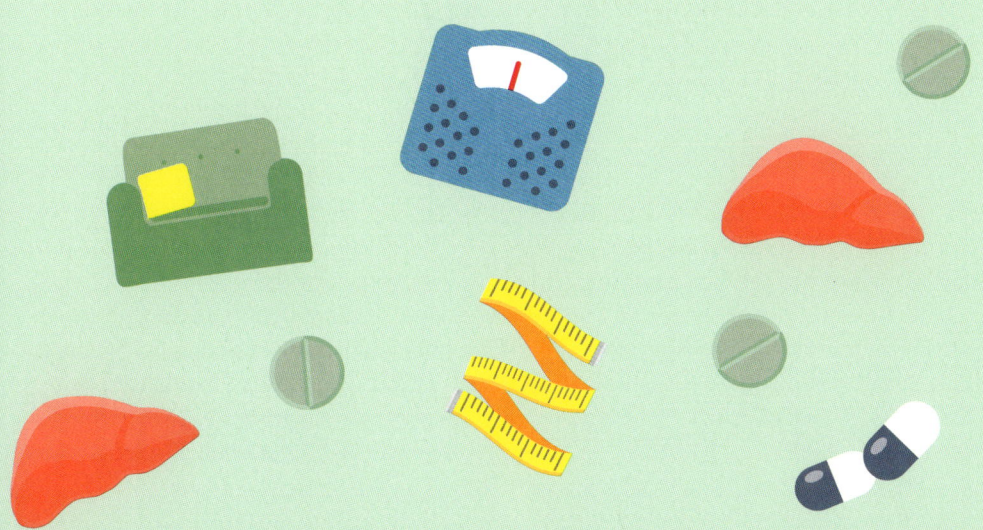

Fettpolster – früher überlebenswichtig

Fettpolster waren in der Steinzeit überlebenswichtig. Doch was einst ein Vorteil war, stellt sich heutzutage für viele als Überlebensnachteil dar.

Von der Steinzeit bis in die Neuzeit war Nahrungsknappheit für uns Menschen eher die Regel. Essbares war nicht schon immer jederzeit und allerorten verfügbar. Für die Phasen mit Nahrungskarenz musste unser Körper eine Überlebensstrategie entwickeln, die es ihm ermöglichte, effizient mit seinen Energiereserven hauszuhalten.

Weil nicht regelmäßig Essbares zur Verfügung stand, favorisierten die Menschen seit Urzeiten kalorienreiche Nahrung. Erfahrung hatte unserer Vorfahren klug gemacht: Hatten sie die Wahl, so griffen sie eher zu den energiereichen fetten Körperteilen eines erlegten Tieres wie Hirn oder Knochenmark als zu magerem Filet. Das Jagen hatte schließlich eine Menge Kalorien gekostet.

Wurde ein Mammut erlegt, dann musste es bald verspeist werden, denn die Fähigkeit, Nahrung haltbar zu machen, besaßen die Menschen zu diesem Zeitpunkt noch nicht. Folglich waren diejenigen im Vorteil, die schnell und viel verschlingen konnten. Außerdem hatte der Mensch über Hunderttausende von Jahren gelernt, unter solchen kargen Lebensbedingungen die aufgenommene Energie effizient zu speichern und den Verbrennungsmotor runterzufahren. Es gab schließlich nichts zu verschwenden.

Ein Überlebensvorteil hatten folglich diejenigen, die Energiedepots für Hungerperioden aufbauen konnten. In Form von Körperfett war das am sinnvollsten. Je mehr Speck man ansetzte, desto sicherer konnte man überleben. Eine schlanke

Person mit 12 kg gespeichertem Fett hatte damit über 100 000 Kilokalorien gespeichert und konnte sich somit ganze zwei Monate durch die eigenen Depots über Wasser halten. Das entspräche bei einem Mann mit einem Gewicht von 75 kg 15 % Körperfett, bei einer Frau von 60 kg rund 20 % Körperfett.

Unser Stoffwechsel hat im Laufe der nahrungsknappen Hunderttausende von Jahren vor allem auch gelernt, dass die Überlebenschancen steigen, wenn man außerhalb der Nahrungssuche möglichst häufig auf der faulen Haut liegt bzw. sitzt. Noch zusätzlich Energie vergeuden – gar in Form von »Sport« – war ziemlich kontraproduktiv. Und damit die Nachfolgegenerationen dieses ausgeklügelte System nutzen und weitergeben konnten, ist dieses Programm fest in unseren Genen verankert. Als Konsequenz sind wir auch heute noch mit einer Steinzeitsoftware ausgestattet – leben aber in einer digitalisierten High-Tech-Welt, in der es 24 Stunden lang und 7 Tage die Woche für einen geringen körperlichen Aufwand und wenig Geld kalorienreiches, hochverarbeitetes Essen an jeder Ecke zu kaufen gibt. Ziemlich ungünstig für diejenigen, die genetisch noch eine Präferenz für Hochkalorisches einprogrammiert haben und obendrein auch noch gute Futterverwerter sind.

Erst seit knapp 50 Jahren leben wir im Nahrungsüberfluss, zu kurz, um die genetische Software von effizien-

Fazit

Wer in der Steinzeit in der Lage war, Reserven anzulegen, hatte einen klaren Überlebensvorteil. In der heutigen Zeit jedoch wirken sich zu viel von den »fetten« Reserven, zumindest, wenn sie an falscher Stelle sitzen, nachteilig auf die Lebensqualität und die Lebenserwartung aus.

ter Energieverwertung in einen Energieverschwendungs-Modus umzuprogrammieren. Mit einem genetischen Steinzeitprogramm in einem Schlaraffenland zu leben, ist für einen Großteil der Bevölkerung nicht sinnvoll und hat daher gewichtige Folgen: Weltweit sind 1,5 Milliarden Menschen zu dick. Fettleibigkeit ist ein Phänomen, das erst Mitte der 70er-Jahre so richtig in Erscheinung getreten ist. Aber seitdem hat sich das Problem deutlich verstärkt.

Dicksein macht krank

Dicke Menschen sind heutzutage nicht mehr die Ausnahme, sondern die Regel. In Deutschland ist über die Hälfte der Menschen übergewichtig oder fettleibig. Genau genommen bringen laut Robert-Koch-Institut 67 Prozent der Männer und 53 Prozent der Frauen zu viel Gewicht auf die Waage. Damit haben wir hierzulande mehr dicke als dünne Erwachsene. Die Häufigkeit von Übergewicht und Fettleibigkeit bei Kindern ist mit 15 Prozent ebenfalls alarmierend. Experten rechnen damit, dass bis zum Jahr 2030 etwa 40 Prozent der Weltbevölkerung übergewichtig sein werden.

Gemäß der Weltgesundheitsorganisation (WHO) ist man zu dick, wenn sich das Körperfett derart über das Normalmaß hinaus vermehrt, dass die Gesundheit und das Wohlbefinden beeinträchtig werden. Sie definiert Übergewicht und Adipositas über den Body-Mass-Index (BMI), der als Verhältnis von Körpergewicht in Kilogramm geteilt durch die Körpergröße in Metern zum Quadrat (kg/m^2) ermittelt wird.

Body-Mass-Index (BMI)

- Liegt der BMI unter 18,5 gilt man als untergewichtig.
- Mit einem BMI zwischen 18,5 und 24,9 befindet man sich laut WHO mit seinem normalen Gewicht im grünen Bereich.
- Mit einem BMI zwischen 25 und 29,9 gilt man als »übergewichtig« oder »präadipös«.
- Bei einem BMI ab 30 wird Alarmstufe Rot angezeigt: Wer in dieser Gewichtsklasse landet, wird als stark übergewichtig, adipös oder fettleibig bezeichnet.

Übergewicht und Fettleibigkeit gehen in großen Bevölkerungsstatistiken nicht nur mit einer höheren Sterblichkeit einher, sondern sind auch mit mehr als 200 chronischen Erkrankungen wie Typ-2-Diabetes, Arteriosklerose, Bluthochdruck, Asthma, Fettleber, Demenz, chronisch-obstruktiver Lungenerkrankungen (COPD = chronic obstructive pulmonary disease) und einigen Krebsarten assoziiert. Laut der Weltgesundheitsorganisation (WHO) sterben weltweit mindestens 2,8 Millionen Menschen jährlich an den Folgen von Übergewicht und Fettsucht.

Das Konzept des gesunden Übergewichts

Obwohl Fettleibigkeit mit einem erhöhten Krankheits- und Sterberisiko einhergeht, passen nicht alle beleibteren Menschen in dieses »Dick-und-krank-Schema« hinein. Schätzungsweise 35 Prozent aller Adipösen, also stark Übergewichtigen, mit einem BMI über 30 scheinen »stoffwechselgesund« zu sein und geringe Krankheitsrisiken zu haben. Dieses »Dick-und-gesund«-Konzept wird auch als Übergewichts-Paradox bezeichnet.

Unter welchen Bedingungen gilt eine adipöse Person als stoffwechselgesund? Es gibt über 30 Definitionen, die gesundes Übergewicht – in der Fachsprache auch »metabolically healthy obesity« (MHO) genannt, beschreiben. Manche

Das metabolische Syndrom

Das metabolische Syndrom (MetS) ist eine Kombination aus Risikofaktoren, die eine Entwicklung von Gefäßerkrankungen (Arteriosklerose) und Typ-2-Diabetes massiv fördern. Zudem ist durch das Vorhandensein eines metabolischen Syndroms die Gefahr deutlich erhöht, früher oder später einen tödlichen Herz- oder Hirninfarkt zu erleiden. Die einzelnen Komponenten dieses Syndroms haben vermutlich einen gemeinsamen Ursprung – die Insulinresistenz.

Ein MetS liegt vor, wenn sich zu einer bauchbetonten Fettleibigkeit (Bauchumfang bei Männern mehr als 94 cm und bei Frauen mehr als 80 cm) zwei der folgenden Störungen gesellen:

- hohe Triglyzeride: ≥ 150 mg/dl
- niedriges HDL-Cholesterin: Männer: < 40 mg/dl; Frauen: < 50 mg/dl
- erhöhter Nüchternblutzucker: ≤ 100 mg/dl
- erhöhter Blutdruck: ≥ 130 mmHg systolisch und/oder ≥ 85 mmHg diastolisch

In anderen Definitionen werden die Risikofaktoren für das metabolische Syndrom durch die Insulinresistenz (HOMA $> 2,52$) und/oder erhöhtes CRP (Entzündungsmarker) $< 5,07$ mg/dl erweitert.

Wissenschaftler bezeichnen Menschen mit einem BMI ab 30 als gesund, selbst wenn sie die eine oder andere Stoffwechselanomalie wie Bluthochdruck oder hohen Nüchternblutzucker aufweisen. In diesem Fall darf »gesund« ein bisschen krank sein.

Andere Experten sind da deutlich strenger. Sie beschreiben gesundes Übergewicht als die Abwesenheit einer Insulinresistenz und aller Symptome des metabolischen Syndroms. Gemäß dieser Definition sieht es mit dem Konzept des gesunden Übergewichts nicht mehr so prickelnd aus: Nur 5 % aller Fettleibigen würden dann noch als stoffwechselgesund gelten.

Kurzum: Die meisten Übergewichtigen, die als gesund durchgehen, sind in Wahrheit nicht wirklich frei von Risikofaktoren. Sie besitzen zum Zeitpunkt der Untersuchung nur weniger Stoffwechselauffälligkeiten und damit für eine gewisse Zeit, zumindest rein statistisch gesehen, ein signifikant geringeres Krankheitsrisiko als ihre gleich dicken Genossen mit Insulinresistenz und/oder metabolischem Syndrom.

Zum Beispiel ist ihr Risiko, an Diabetes zu erkranken oder koronare Herzkrankheiten zu entwickeln, um 30–50 % niedriger als das dicker Menschen mit einem ungünstigen Stoffwechselprofil. Dass solch »gesunde« Fettleibige dennoch einem erhöhten Krankheitsrisiko ausgesetzt sind, wird erst deutlich, wenn man sie mit gesunden Schlanken vergleicht: Dann ist auch ihr Risiko, Diabetes oder Herz-Kreislauf-Erkrankungen zu entwickeln, um 50–300 % höher. Aufgrund dessen erachten wir es hier in unserem Buch als treffender, von metabolisch »gesünderen« statt von »gesunden« Übergewichtigen zu sprechen.

»Fett und fit« – kein Dauerzustand

Typisch für die Vertreter dieser gesünderen Fettleibigen: Es sind eher junge Erwachsene weiblichen Geschlechts mit einem BMI über 30 und einen Bauchumfang unter 90 cm. Sie besitzen in der Regel eine gute Insulinempfindlichkeit, einen normalen Blutdruck und unauffällige Blutfettwerte. Sie zeichnen sich in vielen Fällen durch einen bewussteren Lebensstil mit mehr Bewegung und einer gesünderen Ernährungsweise aus. Außerdem haben sie eine bessere Fitness und rauchen seltener.

Und besonders wichtig: Obwohl ihr Körperfettgehalt vergleichbar so hoch ist wie der ihrer ungesunden Vergleichspartner, verdanken sie ihr besseres Gesundheitsprofil unter anderem ihrer günstigeren

Fettverteilung. Bei ihnen sitzt das Fett direkt unter der Haut (subkutan), und zwar an den für Frauen typischen »Problemzonen«: Beine, Hintern und Hüften. Am Bauch und Oberkörper sind sie dagegen schlank bzw. schmal. Dieser sogenannten Birnenform wird mit Recht ein Schutzeffekt zugesprochen. Mehr dazu können Sie im Kapitel »Beinfett schützt, Bauchfett killt« (Seite 33) lesen.

Bei den ungesunden Adipösen ist das Fett dagegen am Bauch und vor allem im Bauch als Eingeweidefett und in den im Bauchraum befindlichen Organen gespeichert. Diese Fettverteilung verleiht den Betroffenen ein apfelförmiges Aussehen mit dickem Bauch. Man spricht dann auch von bauchbetontem oder zentralem Übergewicht, das, unabhängig vom BMI, mit massiven Gesundheitsproblemen einhergeht.

Wie oben bereits angedeutet, haben Studien gezeigt, dass bei den meisten mit »Übergewicht« oder »Adipositas« der Stoffwechselzustand »gesund« nicht dauerhafter Natur ist. Die italienische Wissenschaftlerin Carla Iacobini bezeichnet den Zeitpunkt, zu dem Übergewichtige noch »gesund« sind, als »honeymoon-phase of obesity« – also »Flitterwochen der Fettleibigkeit« – eine schöne, aber absehbare Zeit. Zunehmendes Alter und die Abnahme der körperlichen Aktivität tragen dazu bei, dass die Hälfte der metabolisch gesünderen Übergewichtigen innerhalb von 3 bis 10 Jahren in das Lager der ungesunden Fettlei- bigen wechselt. Die wenigsten schaffen es wirklich, stoffwechselgesund zu bleiben.

Ein bekanntes Beispiel für »fett, aber noch fit« sind die japanischen Sumo-Rin- ger. In ihrer sportlich aktiven Zeit sind sie trotz ihrer gewaltigen Körpermasse metabolisch gesünder als ihre ebenso schweren, aber untrainierten Zeitgenos- sen. Sumo-Ringer trainieren hart, sind muskulös und weisen weniger gefährli- ches Eingeweidefett (viszerales Fett) auf. Die Fettmassen sitzen bei ihnen als dicke Speckschwarten direkt unter der Haut – was zusammen mit dem intensiven Trai- ning dafür verantwortlich ist, dass ihre Muskel- und Organzellen trotz starken Übergewichts von übermäßigen Fettein- lagerungen verschont bleiben und so normal empfindlich auf das blutzucker- senkende Hormon Insulin reagieren. So- bald die dicken Ringer jedoch den Leis- tungssport an den Nagel hängen, aber weiterhin ihre 5000 kcal reinschaufeln, ist es vorbei mit der gesunden Fettleibig- keit. Dann folgen Bluthochdruck, Fett- stoffwechselstörungen, Insulinresistenz und ein enorm erhöhtes Diabetesrisiko.

Übergewichtige Menschen haben aber nicht nur mit massiven Gesundheitsprob- lemen zu kämpfen, sie werden in unserer

Fazit

Obwohl es beleibte Menschen gibt, die anhand von gemessenen Stoff- wechselwerten gesünder und fit- ter als andere, gleich schwere Per- sonen erscheinen, entwickeln die meisten von ihnen mit der Zeit doch ein erhöhtes Krankheits- und Sterberisiko. Das heißt: »Gesun- des« Übergewicht existiert zwar tat- sächlich, ist in den meisten Fällen aber nur ein vorübergehender Zu- stand. Allein durch einen gesunden Lebensstil mit viel Bewegung, we- nig Stress und sinnvoller Ernährung könnte er aufrechterhalten werden.

Gesellschaft oft aufgrund ihres erkenn- bar zu hohen Fettanteils herabgewürdigt – »Fatshaming« heißt der Modebegriff in den sozialen Netzwerken. Das heißt, dass beleibtere Menschen von der schlanken Minderheit oft als fett, ungesund, gefrä- ßig und faul diskriminiert werden. Wer schlank ist, kann sich umgekehrt glück- lich schätzen, denn wer weniger Fett ge- speichert hat, wird nicht nur weniger stigmatisiert, der ist auch gesünder, fit- ter und lebt folglich auch länger – oder doch nicht?

Insulinresistenz – wenn der Zuckerstoffwechsel entgleist

Ein normaler Blutzuckerspiegel, reguliert durch das Hormon Insulin, ist wichtig für unsere Gesundheit. Durch einen ungesunden Lebensstil kann Insulin seine Wirksamkeit verlieren. Das hat Folgen.

Zivilisationskrankheiten wie das metabolische Syndrom, die nichtalkoholische Fettleber (NAFL), Typ-2-Diabetes, Arteriosklerose, polyzystisches Ovarial-Syndrom (PCOS), Alzheimer und sogar manche Krebsarten haben einen gemeinsamen Nenner – die sogenannte Insulinresistenz (IR). Sie ist die häufigste Störung des Kohlenhydratstoffwechsels und muss hier näher vorgestellt werden, da sie in diesem Buch eine zentrale Rolle spielt.

An der Entwicklung einer IR sind mehrere Faktoren beteiligt. Zum einen tragen unsere Gene – wie so oft bei Zivilisationskrankheiten – eine Teilschuld. Den größten Einfluss jedoch hat der individuelle Lebensstil, folglich ist die IR überwiegend hausgemacht.

Zu den Hauptrisikofaktoren für IR zählen
• Bewegungsmangel,
• chronisch erhöhte Kalorienzufuhr,
• ungesunde, nährstoffarme Ernährung,
• bauchbetonte Fettleibigkeit,
• Licht- und Schlafmangel,
• viel Stress,
• Rauchen
• sowie eine durch all diese Lebensstilfaktoren ungünstig veränderte Zusammensetzung unserer Darmbewohner (Mikrobiom).

Und je mehr Jahre wir auf den Buckel haben, desto insulinresistenter werden wir obendrein.

Insulin senkt den Blutzuckerspiegel

Wenn man Spaghetti, Brot oder Kartoffeln isst, werden die darin enthalten Kohlenhydrate im Rahmen der Verdauung zu Traubenzucker (Glukose) abgebaut und ins Blut abgegeben. Daraufhin kommt es zu einem Anstieg der Blutzuckerkonzentration. Blut ist der Transportweg für die Glukose, den energiereichen Treibstoff für die

Zellen von Leber, Muskel und Gehirn. Damit die Glukose aus dem Blut in die Zellen dieser Organe aufgenommen werden kann, müssen deren »Türen« geöffnet werden. An dieser Stelle kommt die Bauchspeicheldrüse ins Spiel. Sie reagiert normalerweise auf den Blutzuckeranstieg mit der Produktion einer angemessenen Menge des Hormons Insulin. Die Aufgabe des Insulins ist, den überschüssigen Zucker aus dem Blut in die Körperzellen zu schleusen. Ein wichtiger Nebeneffekt: Ein zu hoher Glukosespiegel würde die Gefäße schädigen. Den Glukosespiegel nach dem Essen immer wieder rechtzeitig zu senken, ist also aus vielen Gründen wichtig.

Insulin agiert also wie ein Türöffner. Es »klopft« an die Tür der entsprechenden Zielzelle, die sich daraufhin öffnet und den Zucker hineinlässt. Je besser das »Klopfen« von den Zellen »gehört« wird, desto einfacher lassen sich die Türen öffnen und folglich der Blutzucker senken. Diese hohe Insulinsensitivität ist somit unabdingbar für einen gut funktionierenden Zuckerstoffwechsel und damit für die gesamte Gesundheit.

Speicher Muskulatur Hauptabnehmer für den Zucker nach dem Essen ist die Muskulatur. Sie kann etwa 300 bis 400 g Kohlenhydrate aufnehmen, die nach Ab- und Umbau zu Glukose in Form von Glykogen, einer Speicherform der Glukose, gespeichert werden. Glykogen ist der »schnelle« Treibstoff für intensive Muskelaktivität. Dieser Vorrat entspricht ungefähr einer Menge von 400 bis 500 g Nudeln (Trockengewicht) oder 800 bis 1000 g Brot. Bei entsprechend intensiver körperlicher Aktivität wird der Körper auf diese schnellen Energielieferanten zurückgreifen, sie verbrennen und damit Platz für die nächste Nudelportion schaffen. Bei niedriger Intensität verbrauchen Muskeln lieber Fett als Treibstoff – es ist der »langsame« Treibstoff mit dem Vorteil, dass davon viel größere Reserven im Körper untergebracht werden können.

Speicher Leber Auch die Leber nimmt Zucker aus dem Blutkreislauf auf. Insulin signalisiert ihr, aus dem anflutenden Zucker Glykogen zu bilden. Allerdings kann die Leber gerade einmal 80 bis 100 g des Speicherkohlenhydrats aufnehmen, was 110 bis 130 g Nudeln (Trockengewicht) oder 250 bis 300 g Brot entspricht. Die Speicherkapazität ist somit schnell erschöpft. Im Fastenzustand, zum Beispiel nachts, wenn so gut wie kein Insulin benötigt wird und der Insulinspiegel entsprechend sehr niedrig ist, gibt die Leber etwas von ihrem gespeicherten Zucker wieder ans Blut ab. Dadurch wird das Gehirn mit Energie versorgt. Außerdem wird so verhindert, dass der Blutzuckerspiegel in den Stunden ohne Nahrungszufuhr in unphysiologische Bereiche absinkt: Mit »Unterzucker« wäre es vorbei mit der Hirnleistung!

Wenn die beiden Kohlenhydratspeicher jedoch so voll sind, dass sie zusätzlichen Zucker nicht mehr aufnehmen können, muss der viele Zucker aus dem Blut in einen alternativen Speicher umgeleitet werden – in das Fettgewebe. Gesunde insulinsensitive Fettzellen hören ebenfalls das »Klopfen« des Insulins an ihren »Türen«. Sie öffnen ihre Tore, nehmen den Zucker auf, wandeln ihn in Fett um und speichern ihn. Auf diese Weise ist auch das Fettgewebe über Umwege an der Blutzuckersenkung beteiligt.

Insulinresistenz: Wenn die Zellen »taub« werden

Wenn die Körperzellen das Klopfsignal des Insulins nicht mehr richtig »hören« – also »taub« werden, dann ist man insulinresistent. Damit der viele Zucker im Blut trotzdem abtransportiert werden kann, presst die Bauchspeicheldrüse als Gegenmaßnahme einfach mehr Insulin ins Blut, um

INSULIN:
ÖFFNET DEM ZUCKER TÜR UND TOR

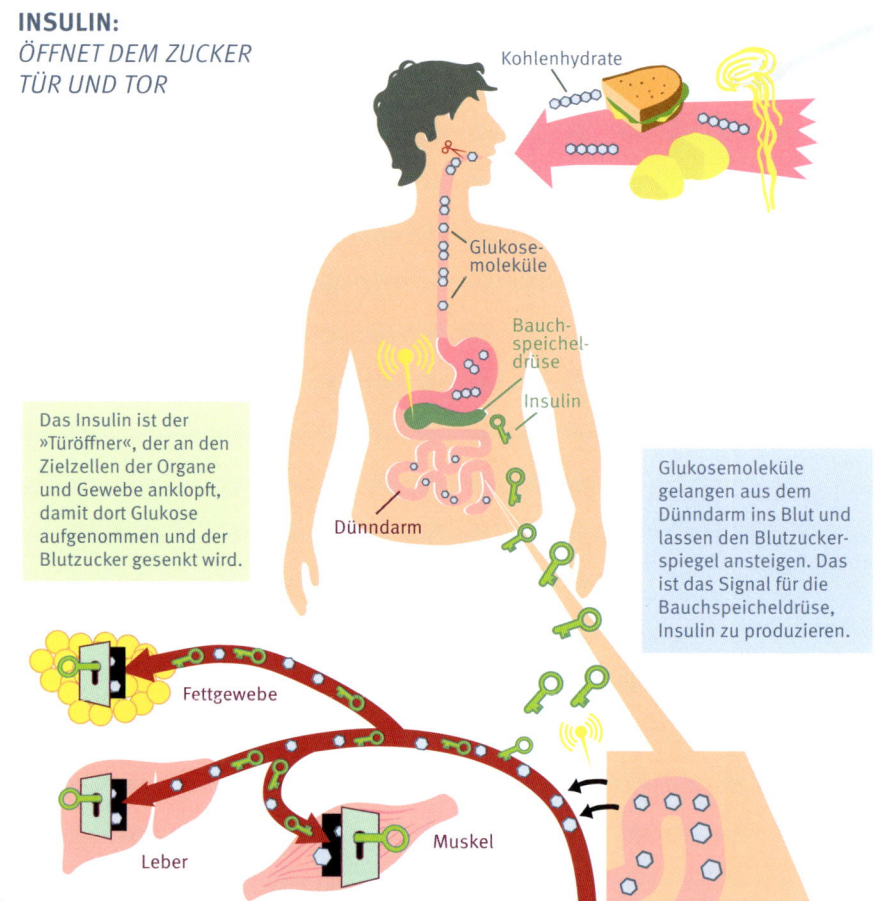

Kohlenhydrate

Glukose-moleküle

Bauch-speichel-drüse

Insulin

Das Insulin ist der »Türöffner«, der an den Zielzellen der Organe und Gewebe anklopft, damit dort Glukose aufgenommen und der Blutzucker gesenkt wird.

Dünndarm

Glukosemoleküle gelangen aus dem Dünndarm ins Blut und lassen den Blutzuckerspiegel ansteigen. Das ist das Signal für die Bauchspeicheldrüse, Insulin zu produzieren.

Fettgewebe

Leber

Muskel

dadurch die »Lautstärke des Klopfsignals« an den Zellen zu erhöhen. Das nennt man Hyperinsulinämie (übersetzt: mehr als reichlich Insulin im Blut) Das führt doch noch zum »Öffnen der Türen« und folglich zum Abtransport des Blutzuckers in die Gewebe.

Ein Blutzuckertest zu diesem Zeitpunkt wäre völlig unauffällig, da das viele Insulin den Blutzuckerspiegel noch in den Normalbereich absenkt, dadurch die IR »maskiert« und folglich einen »gesunden« Kohlenhydratstoffwechsel vorgaukelt. Das Tückische: Das viele Insulin verstärkt mit der Zeit die Insulinresistenz, wodurch der Insulinbedarf nach Mahlzeiten im Laufe der Jahre immer weiter zunimmt. Gleichzeitig verlangsamt sich der Abbau des Hormons, sodass man nach einer Mahlzeit über Stunden hinweg in Insulin schwimmt. Ein Teufelskreis, der viele Jahre unerkannt bleibt, wenn man nicht im Rahmen eines Zuckerbelastungstest (OGTT) den Insulinspiegel misst – was heute so gut wie nie beim Arzt gemacht wird.

Erst wenn nach etlichen Jahren die Bauchspeicheldrüse mit der Insulinproduktion nicht mehr nachkommt, verbleibt der überschüssige Zucker im Blut. Das ist der Moment, wo man nach einem Blutzuckertest aus allen Wolken fällt, weil der Arzt bei einem krankhaft erhöhten Blutzucker feststellt oder sogar Typ-2-Diabetes diagnostiziert. Der Ausgang allen Übels, nämlich die Insulinresistenz, hat sich jedoch schon

10 oder gar 20 Jahr zuvor manifestiert. Da sie aber keine Beschwerden macht, besteht folglich auch kein Handlungsdruck – und das ist fatal.

Wenn man in seinem Insulin schwimmt …

Insulin ist ein lebenswichtiges Hormon, das viele wichtige Funktionen in unserem Körper hat. Seine bekannteste Aufgabe ist, wie oben beschrieben, die Einschleusung von Glukose aus dem Blut in die verschiedenen Gewebe bzw. Organe. Es schleust jedoch nicht nur Zucker in die Körperzellen, damit daraus Glykogen gebildet wird, sondern auch Amino- und Fettsäuren, die in den Zielorganen als Brennstoff oder Bausubstanz genutzt oder als Vorrat gespeichert werden. Es ist entsprechend ein wichtiges anaboles Hormon und fördert entscheidend die Bildung von Muskelmasse. In den Fettzellen begünstigt es die Aufnahme und Speicherung von überschüssigem Nahrungsfett und hemmt gleichzeitig die Freisetzung und Verbrennung von Fettsäuren. Daher auch sein Ruf als »Masthormon.

Dauerhaft hohe Insulinspiegel
• führen zur Verfettung des Körpers, insbesondere der Leber,
• erhöhen den Blutdruck und
• fördern die Gerinnungsneigung,
• verstärken die Insulinresistenz
• und regen das Wachstum von Krebszellen an.

Dünne im Vorteil – schlank, gesund?

Ein gesunder Mensch steckt in einem schlanken Körper! Solche Aussagen, die sich allein auf das äußere Erscheinungsbild beziehen, sind verantwortungslos.

Schlank und rank – damit hat man in unserer Gesellschaft klare Vorteile – und zwar in vielen Lebensbereichen. Mit einer schlanken Linie wird man bestimmt nicht gehänselt und man kann im Vergleich zu Übergewichtigen im wahrsten Sinne des Wortes die Herausforderungen des alltäglichen Lebens mit mehr »Leichtigkeit« meistern. Als Schlanker wird man weniger stigmatisiert: Dünne dürfen sich in der Öffentlichkeit einen Burger in Mund schieben, ohne komisch angeschaut zu werden, sie brauchen in der Bahn, im Bus und im Flieger keine zwei Plätze und auch keine Extrasitze. Dünne dürfen Schokolade futtern, ohne gefräßig zu wirken. Das Schönheitsideal ist schlank und sexy – folglich wird Schlanksein mit mehr Attraktivität assoziiert. Schlanke können alles tragen, was die

Modewelt hergibt – in XS, S und M gibt es einfach mehr Auswahl. Für »Dick und Schick« müssen Adipöse schon mal tiefer in die Tasche greifen. Selbst im Job werden dünne Menschen bevorzugt und sie haben auch bessere Chancen, mehr Geld zu verdienen. Schlanke können ihre »Dünnen-Privilegien« in den sozialen Medien sogar unter dem Hashstag #thinprivelege der ganzen Welt mitteilen.

Normalgewicht = gesund?

In Sachen Gesundheit gilt ein normales Gewicht per se als erstrebenswert. Große Bevölkerungsstatistiken zeigen schließlich, dass schlanke Menschen von Zivilisationskrankheiten, die typischerweise mit Übergewicht einhergehen, eher verschont bleiben – es sei denn, sie wären völlig unsportlich. Zudem haben sie im Vergleich zu Menschen, die mehr Speck auf bzw. unter den Rippen haben, das geringste Risiko, früher zu versterben – vorausgesetzt, sie rauchen nicht.

Diese herkömmliche Betrachtung des »Normalgewichts« (nach BMI) suggeriert, dass Schlanksein ein Schutzeffekt darstellt. So sehen das auch die Versicherungsgesellschaften. Viele Krankenkassen belohnen schließlich ein »Normalgewicht« mit Bonuspunkten oder Geldprämien. Auch der Abschluss einer Lebensversicherung oder die Aufnahme in die private Krankenkasse ist mit weniger Problemen behaftet, wenn der BMI »stimmt«.

Genauer Hinschauen

Doch ist diese Betrachtungsweise noch zeitgemäß oder müssen die Krankenkassen nicht endlich auf neuere Erkenntnisse aus der Forschung reagieren? In Sachen Gesundheit müsste man längst die »Normalgewichtigen« äußerlich wie innerlich näher unter die Lupe nehmen. Haben schlanke Menschen im Vergleich zu Übergewichtigen wirklich ein geringeres Risiko von Zivilisationserkrankungen? Sind äußerlich ranke Menschen zwangsläufig auch innerlich schlank? Haben Normalgewichtige per se eine längere Lebenserwartung als beleibtere Menschen? Oder ist Schlanksein unter Umständen nichts mehr als ein trügerischer Schein?

Wir wissen also, dass dick nicht gleich dick ist. In den folgenden Kapiteln werden wir Ihnen aufzeigen, warum auch schlank nicht gleich schlank ist. Ein Blick auf die »inneren Werte« kann auch bei Normalgewichtigen für fette Überraschungen sorgen.

Schlanke mit Bäuchlein sterben früher

Normalgewicht ist keine Langzeitgarantie für Gesundheit. Der Status »stoffwechselgesund« ist auch bei Schlanken keineswegs ein Dauerzustand. In der berühmten Krankenschwesternstudie (Nurses-Health-Study), der längsten Gesundheitslängsschnittstudie, blieben im Verlauf von 10 Jahren 60 % der Schlanken metabolisch gesund, nach 30 Jahren hingegen waren es nur noch 15 %. Wie man daran erkennt, sind ein schlankes Äußeres oder ein »idealer« BMI kein Garant für einen steten guten Gesundheitszustand. Wer als gesunder Schlanker über die Jahre schließlich zum metabolisch ungesunden Leichtgewicht konvertiert, erhöht sein Risiko, einen Herz- oder Schlaganfall zu erleiden oder im schlimmsten Fall sogar früher aus dem Leben zu scheiden, um das Dreifache.

Dünn und dickbauchig – gefährliche Kombination

Langzeitbeobachtungsstudien zeigen, dass ein bauchbetontes Äußeres das

Sterberisiko signifikant erhöht. Wie Sie sicherlich jetzt schon ahnen, muss man dafür keineswegs unter die Kategorie »Übergewicht« fallen. Zunehmend sind auch Normalgewichtige davon betroffen. Sie haben deutlich sichtbar »Bauch«, aber auf Grund ihrer muskelarmen, dünnen Ärmchen, schmalen Hüften, des fehlenden Pos und staksiger Beine wiegen sie relativ wenig und werden damit als normalgewichtig eingestuft. Verglichen mit gesunden Schlanken mit schützender Fettverteilung ist ihr Risiko, früher aus dem Leben zu scheiden, um ein Vielfaches höher. In einer großen Beobachtungsstudie hatten normalgewichtige Männer und Frauen (BMI 20–24,9) mit Bäuchlein ein um 87 % bzw. 48 % höheres Sterberisiko als Gleichgeschlechtliche im gleichen BMI-Bereich ohne Bauch. Viel erschreckender ist jedoch die Erkenntnis, dass scheinbar Normalgewichtige mit Bauchansatz ein sogar leicht höheres Risiko als stark Fettleibige mit dickem Bauch haben.

Fazit

Wenn schon nur das »Äußere« bei der Risikoabschätzung berücksichtigt wird, dann bitte mit Blick auf die Mitte, denn im Vergleich zu allen Gewichtsklassen haben Normalgewichtige mit Bäuchlein – die sogenannten Apfeltypen – die schlechteste Langzeitprognose.

Sich in falscher Sicherheit zu wiegen, ist gefährlich

»Alles bestens – ich habe ja Normalgewicht«! Nicht nur Betroffene wiegen sich schnell aufgrund ihres »normalen« Gewichts in Sicherheit. Auch Ärzte und Ernährungsberater lassen häufig aufgrund mangelnden Wissens normalgewichtige Patienten, ob mit Bauch oder ohne Bauch, bei Vorsorgeuntersuchungen durchs Raster fallen. Eigentliche Risikopatienten bleiben dadurch unentdeckt. Wenn bei Normalgewichtigen der Blutdruck leicht erhöht ist oder die Blutfette bzw. der Blutzucker im oberen Normalbereich oder etwas darüber liegen, dann drückt man von ärztlicher Seite eher mal ein Auge zu und nimmt eine »Wir-warten-mal-ab-Haltung« ein. Wertvolle Zeit, die verloren geht, um diese Hochrisikogruppe zu behandeln.

Der »Betrüger-Mass-Index«

Einteilung von Übergewicht und Fettleibigkeit wird bislang üblicherweise der BMI herangezogen. Er soll das Ausmaß der Fettleibigkeit erfassen und wird seit fast 100 Jahren primär für große Statistiken genutzt, beispielsweise, um den Zusammenhang zwischen Fettleibigkeit und Erkrankungen oder Sterblichkeit zu überprüfen. Im Grunde wird aber mittels des BMI nicht der Körperfettgehalt ermittelt, sondern nur die Gesamtkörpermasse, die neben Fett auch Muskeln, Stützgewebe, Knochen und Körperflüs-

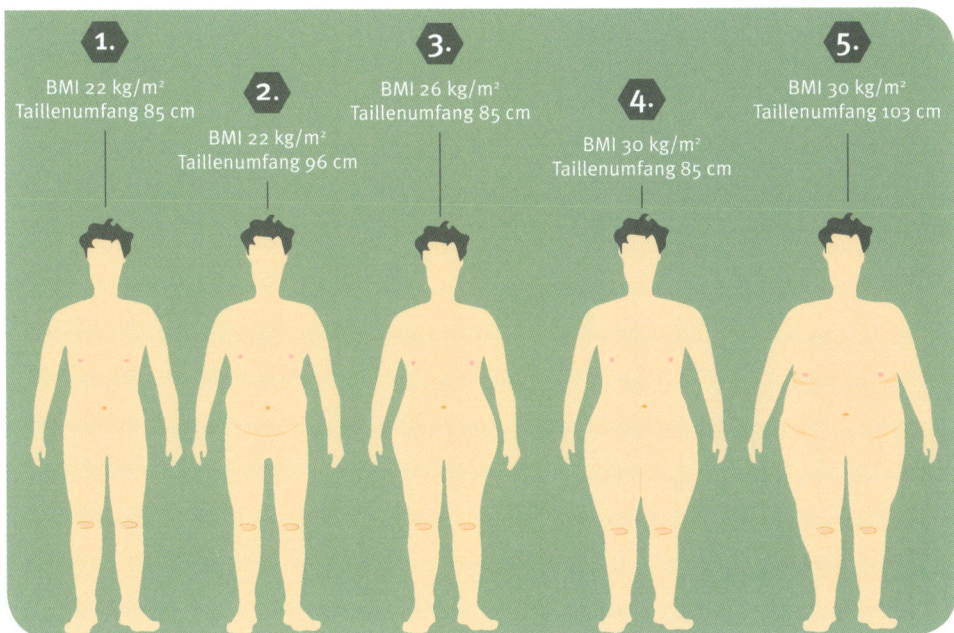

1. BMI 22 kg/m² Taillenumfang 85 cm

2. BMI 22 kg/m² Taillenumfang 96 cm

3. BMI 26 kg/m² Taillenumfang 85 cm

4. BMI 30 kg/m² Taillenumfang 85 cm

5. BMI 30 kg/m² Taillenumfang 103 cm

⬦ Die Figurtypen unterscheiden sich in der Fettverteilung.

sigkeiten erfasst. Der BMI kann diese Körper-Kompartimente aber nicht voneinander abgrenzen. Er teilt Menschen einfach nur auf Basis des Gewichts und der Körperlänge in auf dem Reisbrett ausgedachte Körpermassen-Kategorien ein. Und diese besagen ausschließlich, ob jemand im Verhältnis zu seiner Größe im statistischen Mittel normal oder schwerer oder leichter ist.

BMI verrät nichts über Körperfettanteil

Eine erhebliche Schwäche des BMI ist, dass er nicht verrät, wie fett oder muskulös man ist. Menschen mit gleichem BMI können unterschiedlich viel Fett mit sich herumschleppen. Das konnten Wissenschaftler eindrucksvoll mithilfe eines

bildgebenden Verfahrens zeigen: Normalgewichtige Männer und Frauen wurden mittels MRT (Magnetresonanztomographie) untersucht. Der dabei erhaltene Ganzkörperscan lässt Rückschlüsse auf den Körperfettanteil zu. Obwohl alle Probanden einen BMI unter 25 hatten, waren

Fazit

Wer sich auf seinen normalen BMI oder auf sein schlankes Äußeres verlässt, kann sich gewaltig täuschen. Äußerlich schlank und normalgewichtig – damit ist man noch längst nicht stoffwechselgesund. Im Gegenteil, das Gesundheitsrisiko ist sogar massiv erhöht, wenn das Körperfett an den richtigen Stellen fehlt und sich an den falschen Stellen einlagert.

sie unterschiedlich fett. Bei Männern er-
streckte sich der Körperfettanteil von 7,8 %
bis 38,3 % und bei den Frauen von 29,9 %
bis 44 %.

BMI erlaubt keine individuelle Gesundheitsaussage

Eine italienische Arbeitsgruppe hat den
BMI ebenfalls als »Betrüger-Mass-In-
dex« entlarvt. Sie konnten aufzeigen, dass
von ihren 900 Studienteilnehmern 210
Frauen und 130 Männer, die laut BMI als
normalgewichtig eingestuft wurden, bei
zusätzlicher Betrachtung ihres Körper-
fettgehalts gar nicht mehr schlank wa-

ren: Fast 30 % der schlanken Frauen waren mit einem Körperfettgehalt von über
35 % dann doch ganz schön »angedickt«.
Bei den schlanken Männern waren 21 %
innerlich verfettet, das heißt, sie hatten einen Körperfettanteil von über 25 %.
Nimmt man einen niedrigeren Grenzwert für das Körperfett, nämlich 30 %
für Frauen und 20 % für Männer, so ergibt sich ein noch dramatischeres Bild:
In einer finnischen Bevölkerungsstudie
(FINRISK-Studie) waren 34 % der Männer und 45 % Frauen mit normalem Gewicht zu fett. In einer aktuelleren schwe-
dischen Untersuchung waren sogar 56 %
der Untersuchten nur scheinbar schlank.

Umgekehrt kann sich z. B. hinter einem
Mann mit BMI von 30, wonach er als
adipös eingestuft würde, ein Elitesportler
mit einem geringen Körperfett- und hohen Muskelanteil verstecken.

Daraus ergibt sich die zweite gravie-
rende Schwäche des BMI: Er allein erlaubt keinerlei Aussage über die Gesundheit eines Menschen. Der BMI kann nur
in großen Bevölkerungsstatistiken eine
gesundheitliche Vorhersage ermöglichen.
Man sollte sich entsprechend davor hü-
ten, bei Einzelpersonen über den BMI Ge-
sundheitsrisiken abzuschätzen, da die
echte Gesundheitsgefahr vieler scheinbar Schlanker durch einen normalen BMI
verschleiert wird.

Immer mehr Stimmen aus der Wissenschaft plädieren daher dafür, nicht mehr

Fazit

Der BMI allein ist weder geeignet,
Auskunft über den Gesundheitszustand eines Menschen zu geben noch darüber, wie fettleibig ein
Mensch in Wirklichkeit ist. Über-
dies kann der BMI keine Auskunft
darüber geben, wo sich das Körperfett eingenistet hat, noch bezieht
er Geschlecht, Alter und den Fitnesszustand mit in die Beurteilung ein.
Für eine sinnvolle Gesundheitsaus-
sage ist aber das Einbeziehen all
dieser Parameter, vor allem aber
die Körperzusammensetzung und
die Fettverteilung, viel wichtiger als
die alleinige Betrachtung der Gesamtkörpermasse.

von »Übergewicht« zu sprechen, sondern von »Überfettung«, da dieser Begriff gewichtsunabhängig ist.

Wie trügerisch das Normalgewicht sein kann, zeigt eine Auswertung der »National Health and Nutrition Examination Survey« (kurz NHANES), einer großen (repräsentative) Bevölkerungsstudie zur Erfassung des Gesundheits- und Ernährungszustands von Kindern und Erwachsenen in den USA. In dieser Studie wurden Teilnehmer im ersten Schritt allein aufgrund ihres BMI in die vermeintlichen Kategorien »gesund« und »ungesund« eingeteilt. Im zweiten Schritt wurden weitere Paramater wie Blutdruck, Blutzucker, Insulinresistenz, Bauchumfang u. a. zur weiteren gesundheitlichen Bewertung herangezogen. Und siehe da: 30 % der Schlanken, die allein aufgrund ihres BMI als gesund eingestuft wurden, entpuppten sich in Wahrheit als metabolisch ungesunde Normalgewichtige.

TOFI – thin outside and fat inside

… übersetzt heißt das: außen schlank, innen fett – dicke Dünne, die mit schlanker Figur durchs Leben gehen, aber große Mengen Fett in ihrem Körper gespeichert haben.

Dicke Dünne, die ihrem BMI nach auch »normalgewichtig« sind, aber übermäßige Mengen Fett in ihrem Körper versteckt haben und damit ein erhöhtes Gesundheitsrisiko in sich tragen, werden im englischen Sprachgebrauch kurz und knapp **TOFI** genannt. In der Fachwelt werden sie auch als »metabolisch fettleibig aber normalgewichtig« (metabolically obese but normal weight = MONW) oder auch als normalgewichtige Adipöse (normal weight obese = NWO) bezeichnet. In der Boulevardpresse und in den sozialen Netzwerken wird vor allem von Jüngeren auch gerne der Begriff »skinnyfat« oder »slimfat« verwendet, um die »schlanke« Fettleibigkeit zu beschreiben. Wir sehen also, es gibt viele Namen für diesen doch noch so unbekannten Phänotyp. Wir verwenden in diesem Buch den Begriff TOFI.

Jeder 5. Normalgewichtige ist ein TOFI

Die Zahl der TOFIs nimmt weltweit zu. Die meisten TOFIs leben in Südasien – dort haben knapp die Hälfte der Normalgewichtigen einen kranken Stoffwechsel. In USA sind es je nach ethnischer Zugehörigkeit zwischen 23 % und 38 % und hierzulande kommen wir auf knapp 20 %.

TOFIs sind metabolisch tickende Zeitbomben, denn nicht selten findet man bei ihnen:
- ein krankhaft verändertes Blutfetteprofil (Dyslipidämie) mit niedrigem HDL-Cholesterin (auch als gutes Cholesterin bekannt) und erhöhten Triglyzeriden und vielen kleinen, dichten LDL-Cholesterin-Partikeln (kleine

dichte LDL-Partikel haben ein größeres gefäßschädigendes Potential als große fluffige Partikel)

- erhöhten Nüchternblutzucker
- hohen Blutdruck
- erhöhte Entzündungswerte (CRP)
- verminderte Insulinsensitivität bzw. Insulinresistenz
- hohe Insulinspiegel
- geringe Muskelmasse
- schlechte kardiorespiratorische (aerobe) Fitness (VO_2max)
- hohen Körperfettanteil
- viel gefährliches (viszerales) Bauchfett
- Fetteinlagerungen in Organen (ektopes Fett) wie Leber, Bauchspeicheldrüse, Herz, Muskeln, Niere, Lunge, Gehirn und Zunge.

Je mehr dieser oben genannten Faktoren vorliegen, desto größer das Risiko ein metabolisches Syndrom zu entwickeln und an Typ-2-Diabetes, Arteriosklerose, Krebs, COPD oder Alzheimer zu erkranken oder einen Herzinfarkt oder Schlaganfall zu erleiden.

Fehlendes Beinfett deutet auf entgleisten Stoffwechsel

»Normalgewicht plus Bäuchlein« ist sicherlich ein gutes äußerliches Erkennungszeichen für einen geschädigten Stoffwechsel bei Schlanken. Doch ist der alleinige Blick auf die Körpermitte nicht immer zuverlässig, da viele Betroffene oftmals mit völlig unauffälligem Bauch-

umfang herumlaufen. Woran kann man TOFIs optisch erkennen?

Die deutsche Arbeitsgruppe um Prof. Norbert Stefan der Universität Tübingen hat in ihrer Studie ein weiteres wichtiges Indiz aufgedeckt, mit dem man scheinbar Schlanken mit hohem Gesundheitsrisiko auf die Spur kommen kann. Für ihr Experiment scannte sie mithilfe von bildgebenden Verfahren 981 Normalgewichtige (BMI < 25), Übergewichtige (BMI 25–29,9) und Adipöse (BMI ab 30) gezielt in Bezug auf Körperfettanteil, Fettverteilung und Fetteinlagerungen in der Leber.

Während bei den »Schwergewichten« eine nichtalkoholische Fettleber und das Bauchhöhlenfett am stärksten mit einem ungesunden Stoffwechselprofil in dieser Gruppe assoziiert waren, ergab sich bei den Schlanken ein ganz anders Bild: Die auffälligste Erkenntnis war das fehlende Bein- und Hüftfett bei den schlanken Teilnehmern mit entgleistem Stoffwechsel. Die Arbeitsgruppe schlussfolgerte daraus, dass dünne Oberschenkel und schmale Hüften das wichtigste Indiz für einen krankhaften Stoffwechsel bei Normalgewichtigen sind. Dass von schmalen Hüften und hageren Beinen eine erhöhte Gesundheitsgefahr ausgeht, konnte eine Langzeitbeobachtungsstudie mit normalgewichtigen Frauen nach der Menopause, ebenfalls bestätigen: Das Risiko für Herz-Gefäß-Erkrankungen stieg bei den Studien-Teilnehmerinnen mit abnehmender Beinfettmasse signifikant an.

Als Ursache vermuten die Forscher eine krankhaft verminderte Fähigkeit, Fett genau in diesen Körperregionen unter der Haut einzulagern, die eigentlich als Fettspeicher vorgesehen sind. Ein dysfunktionales Unterhautfettgewebe bei Normalgewichtigen ist, aller Wahrscheinlichkeit nach, der Keim allen Übels. Wie wichtig ein intaktes Fettgewebe für die Gesundheit ist und wie gravierend die Folgen sein können, wenn es krank wird, erfahren Sie in den Kapiteln »Fettgewebe als Schutzfaktor« (Seite 30) und »Fettgewebe in Flammen«. (Seite 35)

Trügerisches Normalgewicht bei Kindern

Ein normalgewichtiges Kind, das sonst völlig gesund erscheint, bringt man wohl kaum mit Stoffwechselstörungen in Verbindung. Ein leicht erhöhter Blutdruck, der im Rahmen der Vorsorgeuntersuchungen gemessen wird, geht dann schnell mal als Messfehler durch. »Der sichtbare Speckbauch verwächst sich ohnehin«, so denken Eltern und Kinderärzte oft. Für eine Blutentnahme gibt es folglich keinen Anlass.

Eine gefährliche Ansicht, denn normalgewichtige Fettleibigkeit betrifft längst nicht nur Erwachsene. Alarmierend sind die Zahlen auch bei schlanken Kindern und Jugendlichen. Die Auswertung von sechs internationalen Studien mit 4581 Kinder und Jugendlichen im Alter von 5

bis18 Jahren hat ergeben, dass 20 % (und je nach Definition sogar 40 %) der normalgewichtigen Kinder und Jugendlichen stoffwechselauffällig sind. Sie weisen bereits eine oder mehrere metabolische Störungen auf, die unbehandelt ihr Risiko, später im Leben einen Typ-2-Diabetes oder Arteriosklerose oder andere der im vorigen Kapitel genannten Krankheiten zu entwickeln, um das Zwei- bis Dreifache erhöht.

Eine aktuelle Studie aus Österreich kommt zu ähnlichem Ergebnis: 20 % der untersuchten 5- bis 8-jährigen Kinder mit normalen BMI hatten Anzeichen einer Stoffwechselentgleisung. Im Vergleich zu den gesunden Kindern hatten die Stoffwechselauffälligen höhere Insulinspiegel sowie eine beginnende Insulinresistenz, deutlich höhere Triglyzeride (Blutfette) und auch ihr Blutdruck war signifikant höher. Bei einigen scheinbar schlanken Kindern fanden die Wissenschaftler sogar frühe Anzeichen einer nichtalkoholischen Fettleber. Äußerlich betrachtet waren die Kinder mit ungesundem Stoffwechselprofil dickbäuchiger als die echten schlanken Kinder. Zudem waren Marker für gefährliches viszerales Bauchfett erhöht.

Wissenschaftler aus Tschechien haben herausgefunden, das TOFI-Kinder im Vergleich zu den gleichgewichtigen, gesunden Kindern etwas speckiger und muskelärmer sind, ein weniger robustes Knochengerüst aufweisen, eine schlechtere körperliche Fitness und deutlich schlechtere motorische Fähigkeiten besitzen. Auffällig in all den genannten Studien war die verminderte körperliche Aktivität der normalgewichtigen verfetteten Kinder, was die ungünstige Körperzusammensetzung erklären könnte. Zudem konsumierten Kinder in der österreichischen Studie deutlich mehr Zucker in Form von gesüßten Getränken und Süßwaren, was bei der bestehenden Insulinresistenz stark erhöhte Insulinspiegel bedingt und die Ansammlung von gefährlichem Fett im Bauch und vor allem in der Leber begünstigt.

Leider sind diese alarmierenden Erkenntnisse unter Kinderärzten und Ernährungsfachkräften noch nicht weit verbreitet. Die irrtümliche Annahme, dass normales Gewicht mit einer optimalen Stoffwechselgesundheit einhergeht, setzt scheinbar normalgewichtige Kinder einer besonders hohen Gesundheitsgefahr aus, weil sie lange unentdeckt bleiben und eine Behandlung erst erfolgt, wenn die Krankheit schon fortgeschritten ist.

TOFI-Kids erkennen

Überfette Kinder mit normalem Gewicht könnte man natürlich mit einer Körperfettmessung erkennen, doch verfügen nicht alle Kinderärzte über entsprechende Analysegeräte. Eine indirekte und bewährte Messmethode ist die Ermittlung des Verhältnisses von Bauchumfang (in cm) zu Körpergröße (in cm) (WtHR = Weight to Height Ratio). Dieser Wert ist bei normalgewichtigen Kindern zur Erfassung einer bauchbetonten Überfettung deutlich verlässlicher als der BMI. Beträgt der Bauchumfang mehr als die Hälfte der Körpergröße, das heißt ≥0.5, dann sollte von medizinischer Seite genauer hingeschaut werden, denn nicht jeder vorgewölbte Kinderbauch verwächst sich oder besteht nur aus Luft.

Eltern und Kinderärzte sollten zudem darauf achten, dass auch schlanke Kinder und Jugendliche, selbst im Bereich ihres normalen BMI, keine zu großen Gewichtssprünge machen, da eine Gewichtszunahme in diesem Alter das Risiko erhöht, später im Leben ein TOFI zu werden.

Fettgewebe als Schutzfaktor

Das Fettgewebe ist ein wichtiger Energiespeicher und Produzent von Botenstoffen. Wird es in seiner Funktion beeinträchtigt, macht es uns stoffwechselkrank.

Als eines unserer größten Organe besitzt das Fettgewebe eine Schlüsselrolle in der Regulation des Energiehaushaltes. Nach dem Essen deponiert es all die überschüssigen Kalorien in Form von Fett als ein Art Puffer. In der Steinzeit gab es dann lange nichts zu essen und zur Energieversorgung wurde das überschüssige Fett schnell wieder abgearbeitet. Wenn über längere Zeit immer mehr Energie aufgenommen wird, als der Körper verbraucht, vermehrt sich die Energiereserve ohne Probleme im Fettgewebe. Das war schließlich als Vorrat für Notzeiten gedacht und erleichterte das Überleben. Zudem hält uns die Speckschicht als Isolation warm und als Druckpolster schützt sie unsere Körperteile, die mechanisch stark belastet werden. Hierzu zählen z. B. die Fußsohlen oder das Gesäß.

Fettgewebe: wichtig oder gefährlich?

Nahrungsmangel kommt allerdings im industrialisierten Teil der Welt für die allermeisten nicht mehr vor. Im Gegenteil – die Menschen in diesen Ländern werden immer runder. Das Fettgewebe ist dabei noch in der Lage, die Speicherkammern zu vergrößern, um die Fettmengen aufzunehmen. Allerdings ist beim bequemen Lebensstil von heute fraglich, ob das Fettgewebe die Massen an Fett auf Dauer »sicher« unterbringt oder ob die Speicherfunktion relativ schnell gestört wird.

Umgekehrt erzeugen wir ein Kaloriendefizit inzwischen meistens freiwillig, z. B. im Rahmen einer Diät oder beim Fasten. In dieser Situation, die unsere Körper immer noch als Hungersnot begreift, zapft er seine Fettreserven an, um Organe wie Muskeln und Leber mit dem nötigen Treibstoff zu versorgen.

Früher dachte man, dass das Fettgewebe eine Art »tote Masse« ist, die primär den oben beschriebenen Aufgaben dient. Inzwischen weiß man aber, dass dieses riesige Organ auch die Produktionsstätte zahlreicher Hormone und Zytokine (Adipokine) darstellt, die auf den gesamten Stoffwechsel einwirken.

Stoffwechselträger Unterhautspeck

75 bis 90 % unseres Fettes sind direkt unter der Haut, über der Muskulatur, gespeichert. Damit ist unser Unterhautfettgewebe, das sogenannte subkutane Fett, der Altmeister der Fettspeicherung. Bei Frauen sitzt das größte Energiereservoir insbesondere am Gesäß, auf den Hüften und den Oberschenkeln. Männer deponieren ihr Fett typischerweise überwiegend am Oberkörper. Besonders am Bauch über den Bauchmuskeln ist die dicke Speckschicht als »Rettungsring« erkennbar.

Dieses subkutane Fett ist der Hauptproduzent des Sättigungshormons Leptin, das nicht nur den Appetit senkt, sondern auch den Fettabbau fördert und den Energieverbrauch steigert. Des Weiteren produziert es größere Mengen Adiponektin, ein Hormon, das entzündungshemmend wirkt und die Empfindlichkeit der Zellen für das Speicherhormon Insulin steigert.

Fett unter der Haut ist als unser Langzeitvorrat vorgesehen, weshalb die Stoffwechselaktivität des subkutanen Fettgewebes eher gering ist. Daher sind diese Speckpolster, zum Leid vieler Frauen und Männer mit weiblichem Fettansatz, sehr hartnäckig und schwer zu mobilisieren.

Stoffwechselaktives Bauchhöhlenfett

Das tief im Bauchraum, unter den Bauchmuskeln, gelegene viszerale Fett ist eine Art »Reservetank«, wenn die Unterhautfettspeicher überfordert sind. Es füllt die Bauchhöhle mehr oder weniger aus und umgibt als Eingeweidefett den Darm und die darin befindlichen Organe, es kann sich aber auch in den Organen ablagern. Dieses Organfett bezeichnet man als ektopes Fett. Wenn das angesammelte Fett die Bauchhöhle völlig ausfüllt, aber weiterhin mehr gegessen als verbraucht wird, sammelt sich immer mehr Fett im Reservetank und drückt sich von innen gegen die Bauchmuskeln, die sich nach vorne zwischen den Rippen ausdehnen können. Dadurch bildet sich der klassische feste »Bierbauch«.

Je nach Alter, Herkunft und Geschlecht beträgt der Anteil des viszeralen Fettes zwischen 6 % und 20 %, wobei Männer mehr davon besitzen. Im Gegensatz zum subkutanen Fett hat das Bauchhöhlenfett ursprünglich eher die Funktion eines »Kurzzeitspeichers«. Da es sehr sensibel auf Stresshormone anspricht, jedoch vermindert auf die fettspeichernde Wirkung des Insulins, kann aus diesen Fettdepots recht zügig Energie in Form von Fettsäuren ans Blut freigesetzt werden. Das ist von Vorteil, wenn die Muskeln schnell auf Energie angewiesen sind, zum Beispiel beim Sport oder beim Fasten. Im Gegensatz zum hartnäckigen Unterhautspeck lässt sich dieses tiefsitzende Bauchfett z. B. durch eine Diät schneller abbauen.

Beim heutigen eher sesshaften Lebensstil mit viel Stress und überkalorischer Ernährung kann sich das viszerale Fett jedoch schnell in eine gefährliche Killermaschine verwandeln, aus der nicht nur Fettsäuren unkontrolliert ausströmen, sondern auch zahlreiche Entzündungsstoffe wie Interleukin 6 (IL-6) oder der Tumor-Nekrose-Faktor alpha (TNF-a)

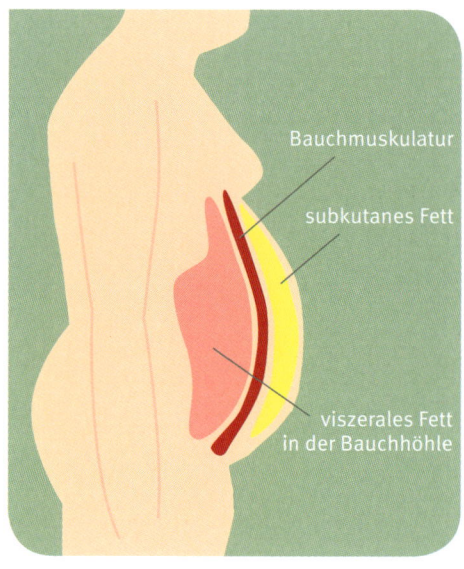

⬆ Fett kann direkt unter der Haut oder in der Bauchhöhle eingelagert sein.

freigesetzt werden, was das Fettgewebe selbst und umliegende Organe schädigt.

Fettgewebe fit – Stoffwechsel gesund

»Fett sein« ist für viele Menschen nicht nur ein gesundheitliches, sondern auch ein ästhetisches und daher auch ein psychisches Problem. Infolgedessen hat unser Fettgewebe mit massiven Imageproblemen zu kämpfen. Bei all dem Negativen, das wir mit zu viel Körperfett assoziieren, vergessen wir einen wichtigen Aspekt: Fittes und funktionsfähiges Fettgewebe ist unabdingbar für die Erhaltung unserer Stoffwechselgesundheit.

Fazit

Es ist naheliegend, ein so einflussreiches Organ wie das Fettgewebe gut zu behandeln. Tun wir das nicht, werden die Fettzellen in ihrer Funktion gestört, was eine Lawine an ungewünschten Stoffwechselprozessen lostreten kann, die den Körper krank machen.

Die Wichtigkeit gesunder Fettpolster wird deutlich, wenn sie fehlen, wie das bei der sehr seltenen Erkrankung, der Lipodystrophie, der Fall ist. Die Betroffenen können keine Fettdepots im subkutanen Fettgewebe aufbauen. Das Fehlen des Unterhautfettes lässt ihre Muskeln hervortreten, wodurch solche Menschen auf den ersten Blick schlank und muskulös wirken. Die gestörte subkutane Fettspeicherung setzt sie einem massiven Gesundheitsrisiko aus, denn sie speichern überschüssige Energie stattdessen in der Bauchhöhle und in den Organen. Betroffene sind daher meist schwer insulinresistent, haben eine Fettleber und alle nur erdenklichen Risikofaktoren für Herz und Kreislauf und ein exzessiv erhöhtes Risiko, bereits in jungen Jahren an Diabetes zu erkranken. Umgekehrt gibt es Menschen, die sogenannten »gesünderen Adipösen« oder »fitten Dicken«, über die wir bereits im Kapitel »Das Konzept des gesunden Übergewichts« (Seite 12) gesprochen haben, die trotz gewaltiger Speckpolster im Vergleich zu ungesunden Schlanken und Gleichgewichtigen ein deutlich geringeres Risiko haben, zuckerkrank zu werden. Sie verdanken dieses günstigere Gesundheitsprofil ihrem insulinempfindlichen und gesund ausdehnbaren Unterhautfettgewebe.

Beinfett schützt, Bauchfett killt

Wie schon in vorherigen Kapiteln beschrieben, speichern vor allem Frauen, aber auch wenige Männer, ihr Fett an

> ### Fazit
>
> Wenig Körperfett ist kein Gesundheitsgarant und viel Körperfett nicht zwangsläufig ein Krankheitsrisiko. Viel mehr als die Gesamtfettmasse entscheidet die Fettverteilung (subkutan oder viszeral) sowie die Funktionsfähigkeit des Fettgewebes darüber, ob jemand stoffwechselgesund bleibt oder krank wird.

den Oberschenkeln, auf den Hüften und am Po – idealerweise unter der Haut und nicht in den Muskeln. Diesen unliebsamen Fettpolstern können viele Betroffene meist nichts Positives abgewinnen. Zugegeben – eine solche Birnen-Figur kann einem beim Kleiderkauf wirklich den Spaß verderben. Hosen sitzen meist zu weit an der Taille und zu eng an den Beinen. Bei allem dem Frust über die unschöne Fettverteilung – »Reiterhosen« haben einen deutlichen Schutzeffekt, wie große Beobachtungsstudien immer wieder zeigen. Die Chance mit Hüftspeck länger und gesünder zu leben, ist deutlich höher als mit Bierbauch und spindeldürren Beinen.

Die Fähigkeit, gesund fett zu werden, als Schutzfaktor

Wenn man einer Kultur angehört, in der Speckpolster die Chancen auf den Heiratsmarkt steigern oder auf jenen Süd-

see-Inseln lebt, wo üppige Schönheits-
ideale gepflegt werden, dann will man
bewusst seinen Körperumfang vergrößern. In unseren Breiten entscheidet sich
wohl kaum einer freiwillig dafür, fett zu
werden. Jedoch ist die Fähigkeit, es bei
chronischer Überernährung zu werden,
eine wichtige Schutzmaßnahme für die
Gesundheit.

Im Vorteil ist, wer Extra-Kalorien speichern kann

Wenn wir mehr Nahrungsenergie aufnehmen, als wir verbrennen, dann muss
der ungenutzte Treibstoff aus Fett, Koh-

❖ Je nach Fettverteilung spricht man vom
Apfel- oder vom Birnentyp.

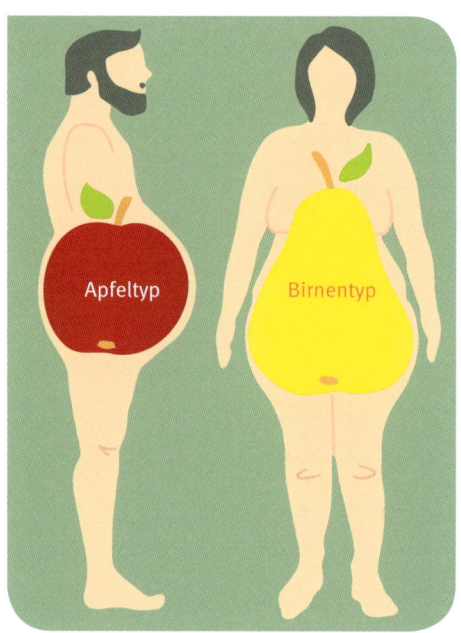

Apfeltyp

Birnentyp

lenhydraten und Proteinen in die dafür
vorgesehenen Speicher aufgenommen
werden. Für Kohlenhydrate aus Brot, Kartoffeln, Nudeln oder Süßigkeiten gibt es
einen kleinen Tank in der Leber und der
Muskulatur. Hier wird der Zucker als Glykogen gespeichert. Allerdings ist der Vor-
ratsschrank recht klein und damit schnell
voll. Einen weitaus größeren Speicherplatz bietet das Fettgewebe unter der
Haut. Es dient als sicheres Auffangbecken
für Extra-Kalorien. Mithilfe des Speicher-
hormons Insulin kann es Fettsäuren und
Glukose aus dem Blut in die Fettzellen
einschleusen und als »harmlose« Neutral-
fette (Triglyzeride) lagern.

Viele kleine Fettzellen halten Fettgewebe fit

Wird die Energieüberladung chronisch,
dann kommt es zunächst zur Ausdehnung
der vorhandenen Fettzellen. Haben diese
einen gewissen Füllungs- bzw. genetisch
individuell vorgegebenen Ausdehnungs-
grad erreicht, werden neue Fettzellen gebildet. Optimal ist es, wenn überschüssige
Energie auf viele kleine Vorratskammern
verteilt wird, was die einzelnen Fettzellen
weniger unter Stress setzt. Diese Art, fett
zu werden, nennt man in der Fachsprache Hyperplasie. Manche Menschen besitzen eine schier unendliche Speicherkapazität für Fett mit ihren relativ kleinen
Fettzellen. Sie können über Hyperplasie
riesige Speckpolster aufbauen und genau
diese Fähigkeit schützt sie vor Stoffwechselkomplikationen.

Das liegt daran, dass diese Fettzellen alle Eigenschaften aufweisen, die für ein gesundes und funktionsfähiges Fettgewebe erforderlich sind: Sie sind adäquat mit Blutgefäßen versorgt, wodurch immer ausreichend Nährstoffe und Sauerstoff angeliefert wird. Dadurch sind kleine Fettzellen sehr insulinsensitiv und können besonders effektiv Energie speichern. Und weil sie so gut mit Sauerstoff versorgt sind, besitzen sie ein geringes Entzündungs- und Stresspotential. Dadurch schützen sie sich selbst und andere Organe vor einer Insulinresistenz.

Fettgewebs-Biopsien haben gezeigt, dass metabolisch gesunde Dicke im Vergleich zu ungesunden Fettleibigen viele kleine, gut durchblutete, insulinsensitive Fettzellen besitzen, was erklärt, warum sie oft völlig normale Blutzucker- und Blutfettwerte besitzen. Bestes Beispiel hierfür sind die bereits erwähnten Sumo-Ringer, die trotz ihrer gewaltigen Fettmassen meistens frei von Stoffwechselstörungen sind. Den chronischen Kalorienüberschuss können sie allerdings nur so lange sicher bewältigen, wie neue Baby-Fettzellen reibungslos »nachgeliefert« werden. Kommt es zu Störungen in der Bereitstellung dieser neuen Speicherplätze, muss das Zuviel an Energie in die vorhandenen Vorratskammern gefüllt werden. Und das geht nicht allzu lange gut. Denn spätestens, wenn die Fettzellen so prall gefüllt sind, dass sie überquellen, kommt es zu einer ungünstigen Kursänderung im Stoffwechsel.

Fazit

Das Geheimnis der gesunden Dicken haben wir nun weitgehend gelüftet. Ihr intaktes subkutanes Fettgewebe mit den vielen kleinen insulinsensitiven Fettzellen mit der enormen Speicherkapazität schützt sie vor Stoffwechselstörungen. Dies gilt allerdings nur so lange, wie sie ihre Fettzellen fit halten und sie nicht an ihre Fettspeicher-Kapazitätsgrenze stoßen.

Fettgewebe in Flammen

Wissenschaftler gehen davon aus, dass jeder Mensch eine individuell festgelegte maximale Speicherkapazität der Fettzellen des Unterhautgewebes besitzt, die durch unsere Gene, aber auch durch Lebensstil- und Umweltfaktoren beeinflusst wird. Bei manchen Menschen ist die Verfettungsgrenze so hoch, dass sie riesige Speckpolster aufbauen können, ohne dabei krank zu werden. Dann wiederum gibt es viele Schlanke, wie die TOFIs, bei denen die Kapazität, Fett unter der Haut zu speichern, so spärlich ist, dass sie sich nicht in gleichem Maße wie Übergewichtige und Fettleibige mit einer sichtbaren äußerlichen Umfangserweiterung an eine positive Energiebilanz anpassen können, wodurch ihre Fettzellen schneller stressanfällig und damit dysfunktional werden.

Wo auch immer die individuelle Grenze liegt: Sobald diese überschritten wird, läuft das Fettgewebe ähnlich wie ein Fass über, wodurch eine Reihe kritischer Reaktionen ausgelöst werden.

TOFIs sind schnell am Limit

Ein kalorisches Überangebot kann daher für einen TOFI schnell zu einer Herausforderung werden, da er nur begrenzt neue »gesunde« Speicherplätze bilden kann. Deswegen behilft er sich zunächst damit, den Kalorienüberschuss in die relativ wenigen vorhandenen Fettzellen zu stopfen, die daraufhin immer größer und dicker werden. Wird die maximale Fettspeicherkapazität der Zellen über eine Volumenzunahme überschritten, spricht man von Hypertrophie, die im Gegensatz zur Hyperplasie (Fettzellenneubildung) den Weg dazu ebnet, ungesund fett zu werden.

Überfüllte Fettzellen in Alarmbereitschaft

Dicke, pralle Fettzellen werden nicht mehr optimal von Blutgefäßen erreicht. Folglich geht ihnen der Sauerstoff aus, was sie enorm unter Stress setzt. In Ihrer Not senden sie Hilfssignale in Form von Entzündungshormonen aus. Diese werden von Immunzellen, den sogenannten »Makrophagen«, empfangen, was diese veranlasst, ins Fettgewebe zu dringen und eine Entzündungsreaktion hervorzurufen. Eine Entzündung ist eine erste

Maßnahme, die zunächst eine Mehrdurchblutung der Zelle fördert, wodurch der Sauerstoffnotstand beseitigt wird. Anders als bei einer Wundinfektion der Haut, die mit Rötung, Schwellung und Brennen einhergeht, verläuft diese Entzündung symptomlos. Daher verspüren die Betroffen keinen Handlungsdruck, ihren Lebensstil zu ändern. Mit der Zeit wird die Entzündung im Fettgewebe chronisch und damit zu einer ernst zu nehmenden Gesundheitsgefahr, da sie sich als »stille« Entzündung«, auch »silent inflammation« genannt, im ganzen Körper ausbreiten kann.

Dass die spärlichen Speckpolster vieler TOFIs »in Flammen stehen«, konnten Wissenschaftler in Untersuchungen des Unterhautfettgewebes von stoffwechselkranken Normalgewichtigen nachweisen. Lange bevor Stoffwechselstörungen beim Arzt erkannt werden, laufen bei den Betroffenen unterschwellige Entzündungen im Körper ab, die zu Stress führen und die eigene Abwehr schwächen. Wenn man mittels einer Blutanalyse nach Hinweisen auf solche Prozesse sucht, wird in den meisten Fällen das schwelende Unheil am Nachweis von erhöhten Entzündungsparametern wie dem CRP, das in der Leber produziert wird, oder TNFα und IL-6, die von den übermäßig gefüllten Fettzellen ausgeschüttet werden, erkannt werden. Aber diese Werte werden nicht routinemäßig bestimmt, bleiben häufig unbeachtet oder werden oft fehlinterpretiert.

FETTGEWEBE:
AUF DIE ART DER VERMEHRUNG KOMMT ES AN

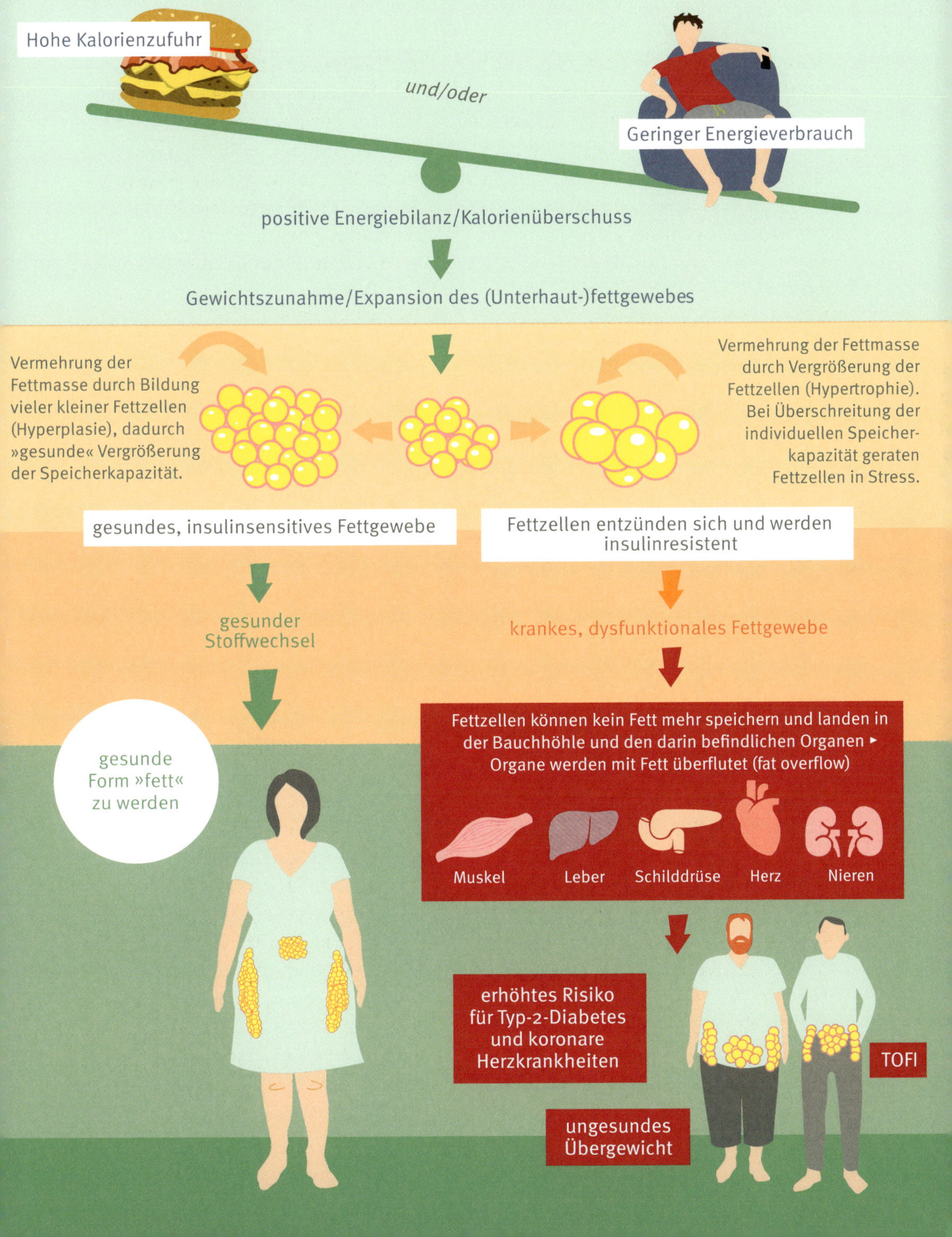

Hohe Kalorienzufuhr

und/oder

Geringer Energieverbrauch

positive Energiebilanz/Kalorienüberschuss

Gewichtszunahme/Expansion des (Unterhaut-)fettgewebes

Vermehrung der Fettmasse durch Bildung vieler kleiner Fettzellen (Hyperplasie), dadurch »gesunde« Vergrößerung der Speicherkapazität.

Vermehrung der Fettmasse durch Vergrößerung der Fettzellen (Hypertrophie). Bei Überschreitung der individuellen Speicherkapazität geraten Fettzellen in Stress.

gesundes, insulinsensitives Fettgewebe

Fettzellen entzünden sich und werden insulinresistent

gesunder Stoffwechsel

krankes, dysfunktionales Fettgewebe

gesunde Form »fett« zu werden

Fettzellen können kein Fett mehr speichern und landen in der Bauchhöhle und den darin befindlichen Organen ▸ Organe werden mit Fett überflutet (fat overflow)

Muskel   Leber   Schilddrüse   Herz   Nieren

erhöhtes Risiko für Typ-2-Diabetes und koronare Herzkrankheiten

TOFI

ungesundes Übergewicht

Erst Insulinresistenz, dann Bauchfett

Chronisch entzündete, mit Fett überladene Fettzellen starten ein weiteres Notfallprogramm: Sie werden insulinresistent, wodurch sie nach dem Essen keine Nahrungsenergie mehr aufnehmen und speichern können. Auf diese Weise schützen sie sich vor einer weiteren kalorischen Überflutung. Gleichzeitig versuchen sich die übervollen Fettzellen zu entlasten, indem sie Fettsäuren wieder abgeben. Wissenschaftler sprechen auch vom »Fat-Overflow« oder »Spill-Over-Effekt«.

Aber wohin gelangen diese Fettsäuren? Zunächst fließen sie ins Blut. Dort können sie aber nicht verweilen bzw. gespeichert werden. Folglich suchen sie sich einen alternativen, dauerhaften Speicherplatz. Unsere Bauchhöhle bietet sich als »Reservetank« an. 4 bis 6 Liter Fett können selbst Schlanke hier locker vor der Außenwelt verstecken.

Die Ansammlung von solchem viszeralen Fett ist ein Indikator für die Fehlfunktion des Unterhautfettgewebes. Eingeweidefett vermehrt sich primär über Hypertrophie, folglich wachsen hier große, pralle Fettzellen heran. Diese können wie das kranke Unterhautfettgewebe auch in Stress geraten, sich entzünden und relativ schnell insulinresistent werden, mit der Folge, dass auch sie überlaufen und die ausströmenden Fettsäuren Organe verfetten.

Fettleber in Produktion

Die freigesetzten Fettsäuren aus den kranken dysfunktionalen Fettdepots zusammen mit der überschüssigen Nahrungsenergie überfluten schließlich andere Organe, verfetten sie und beeinträchtigen ihre Funktion. Diesen »giftigen« Effekt der anströmenden freien Fettsäuren auf andere Organe bezeichnen Wissenschaftler als »Lipotoxizität«. Erstes Ziel ist die Leber, da sie im Prinzip auch ein Speicherorgan ist. Daraus wird sich folglich eine Fettleber entwickeln, von der je nach Kontinent und Untersuchungsmethode 7–20 % der Schlanken betroffen sind. Da sie nicht über einen erhöhten Alkoholkonsum erklärbar ist, nennt man sie auch »nichtalkoholische Fettleber«. Sie ist inzwischen eine neue Volkskrankheit: Über 40 % der Erwachsenen in Deutschland haben heute eine solche Fettleber.

Ganzkörperverfettung führt zu Diabetes und Schlaganfall

Auch weitere Speicherplätze, die weniger gut oder gar nicht für die Fettspeicherung vorgesehen sind, werden mit Energie überflutet. So verfetten allmählich auch die Bauchspeicheldrüse, die Skelettmuskeln, der Herzmuskel und der Herzbeutel und selbst in Niere, Lungengewebe, Knochen und Zunge hat man bereits Fette »alternativ gespeichert« gefunden. Zu allem Übel bilden sich dabei nicht nur »neutrale« Fettsäuren, sondern veränderte Fettmoleküle (Ceramide, Diacylglycerol), die wiederum in ihrer Umgebung Entzündungen fördern und die Insulinwirkung herabsetzen. Mit der Zeit führt das zu massiven Funktionsstörungen dieser Organe. Da Insulin ein wichtiges Hormon für den Muskelaufbau ist, es aber von den Muskelzellen nicht mehr richtig »gehört« wird, kommt es zu Störungen in der Proteinbiosynthese. Ohne Bewegung verkümmern schließlich die Muskeln, was die Zuckerspeicher verkleinert und die Anzahl der Fettverbrennungsöfen schmälert. Der Stoffwechsel läuft dann zunehmend im Ausnahmezustand. Jetzt ist es nur noch eine Frage der Zeit, bis die Diagnose Diabetes, Nierenerkrankung oder Herzinsuffizienz gestellt wird. Schließlich ist die Wahrscheinlichkeit massiv erhöht, dass es zum ersten Schlaganfall oder Herzinfarkt kommt.

TOFI-Frauen haben erhöhtes Brustkrebsrisiko

Fett speichern Frauen nicht nur im unteren Körperregionen, auch die Brüste sind mehr oder weniger mit Fett »ausgestopft«. In einer Studie mit 72 normalgewichtigen Frauen stellten Wissenschaftler fest, dass diejenigen (39 %) mit einem typischen TOFI-Stoffwechselprofil mit hohen Triglyzerid- und Insulinspiegeln und erhöhtem CRP als Entzündungsmarker aufwiesen, auch diejenigen waren, deren Fettgewebe in der Brust aus großen, entzündeten Fettzellen bestand. Dies ergibt eine Stoffwechselsituation, die das Brustkrebsrisiko erhöht.

Die Studie zeigt zudem, dass eine Entzündung des Brustfettgewebes häufiger bei Frauen nach der Menopause auftrat.

Fazit

TOFIs können aufgrund ihrer verminderten Fettspeicherkapazität im subkutanen Fettgewebe nicht gesund fett werden. Bei chronischer Überernährung überschreiten ihre Fettzellen schnell das Limit, wodurch diese krank und für die Speicherung untauglich werden. Folglich werden ungenutzte Extra-Kalorien als gefährlicher Bauchhöhlenspeck und Organfett deponiert, was die Gesundheit dieser verfetteten Normalgewichtigen massiv bedroht.

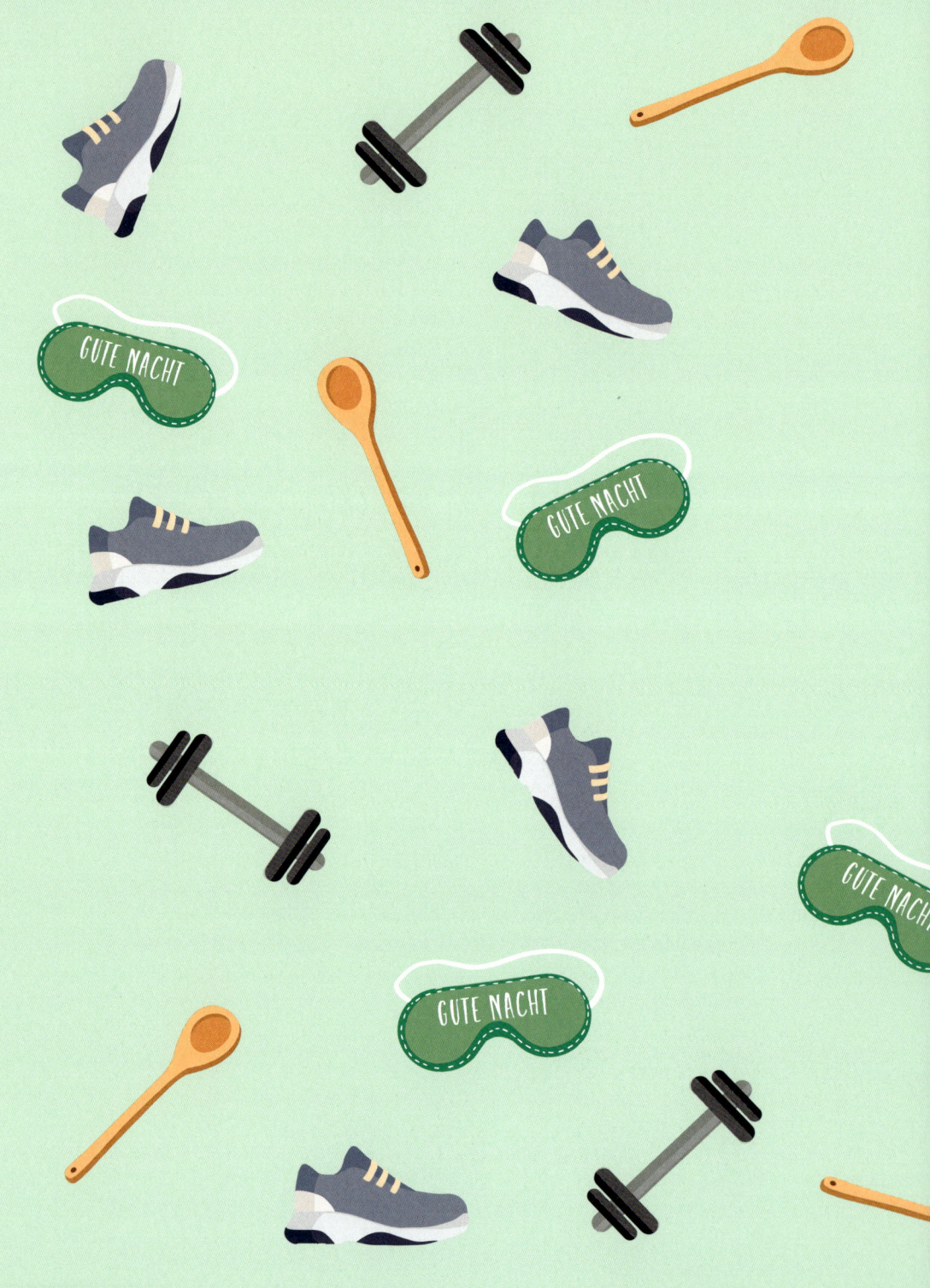

RAUS AUS DER TOFI- FALLE

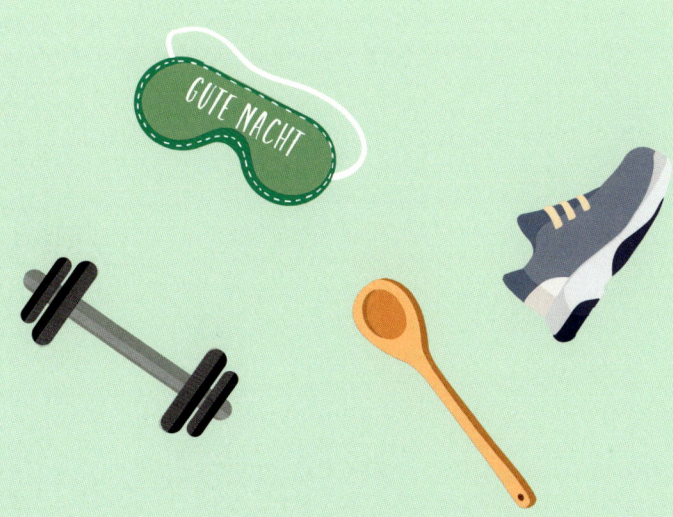
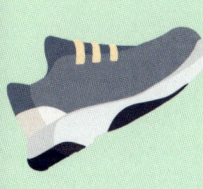

GUTE NACHT

Was macht den TOFI zum TOFI?

TOFIs sind ein bis zwei Kilo schwerer als echte Schlanke. Macht dieser Gewichtsunterschied einen gesunden Schlanken zum TOFI oder steckt mehr dahinter?

Begrenzte Speicherkapazität, chronisch entzündetes Fettgewebe, Insulinresistenz und in der Folge hohes Risiko von Diabetes und Herz-Kreislauf-Erkrankungen – das sind die metabolischen Baustellen, mit denen sich TOFIs herumschlagen müssen.

Doch was ist die genaue Ursache für diese Stoffwechselkomplikationen? Wie wirken sich Gene, Alter und ein ungesunder Lebensstil mit wenig Alltagsbewegungen, kaum Sport, viel Stress, Schlafmangel und einer westlich geprägten Ernährungsweise auf den Zustand und die Funktionsfähigkeit der Fettzellen aus und wodurch wird die Insulinresistenz im Fettgewebe und in anderen Organen zusätzlich getriggert? Was unterscheidet fitte Dünne und Dicke von kranken Schlanken?

Die Gene tragen eine Teilschuld

Warum werden manche Menschen schon bei geringem Fettzuwachs metabolisch krank und andere zeigen selbst bei einem BMI von über 30 keine Stoffwechselstörungen? Bestimmte Genvarianten können diese Unterschiede erklären. So besitzen manche Adipöse Gene, die sie zwar »fett« machen, aber ihre Gesundheit erhalten, weil sie den Speck vor allem unter der Haut speichern, was Stoffwechselkomplikationen, zumindest für eine gewisse Zeit, fernhält. Dann wiederum gibt es Gene, die für einen geringen Körperfettanteil sorgen. Das würden die meisten wohl als »gute« Gene bezeichnen. Das ist aber nicht der Fall, wenn diese Genvarianten das Fett an den Oberschenkeln und Hüften reduzieren und dafür das Risiko von Diabetes und koronarer Herzerkrankungen (KHK) erhöhen. Diese ungünstige Erbanlage geht mit einer verminderten Fähigkeit einher, Fett unter der Haut zu speichern. Wissenschaftler vermuten, dass jeder Mensch eine genetisch festgelegte Fettspeichergrenze besitzt. Wird diese überschritten, gerät der Stoffwechsel schon bei geringster Gewichtszunahme aus dem Lot. Wer diese Genvariante in sich trägt, neigt folglich auch dazu, Fett eher im Bauchraum und in den Organen zu speichern und trotz Normalgewicht eine Insulinresistenz zu entwickeln.

Schlechte Gene hin oder her, eine ungünstige Veranlagung bedeutet nicht zwangsläufig, dass man einem unabwendbaren Schicksal zum Opfer fällt. Viel wichtiger ist der Kontext, in dem ungünstige Gene zum Zug kommen. Wer mit schlechten Genen ausgestattet ist, aber »artgerecht« lebt, das heißt sich gesund ernährt, mit wenig verarbeiteten Lebensmitteln und körperlich aktiv ist, braucht seine Gene nicht zu fürchten. Dagegen kann das Leben mit »TOFI-Genen« im Schlaraffenland für viele Schlanke eine ziemliche Herausforderung werden.

Sitzend ins Verderben

Zahlreiche Beobachtungsstudien in den letzten Jahren haben deutlich gezeigt: Wer tagsüber viel sitzt und auch in der Freizeit den Hintern nicht hochbekommt, hat nicht nur ein erhöhtes Risiko für Zivilisationskrankheiten wie Diabetes, Herz-Kreislauf-Erkrankungen, Krebs, sondern läuft auch Gefahr, diesen bewegungsarmen Lifestyle mit ein paar verkürzten Lebensjahren zu bezahlen. Umgekehrt – wer sich viel im Alltag bewegt und Sport treibt, hat bessere Chancen, länger auf Erden zu verweilen.

Vom Bewegungs- zum Sitzapparat

Die westliche Welt mit ihrem technischen Fortschritt verwandelt sich zunehmend in eine »bewegungsfreie Zone«. Wir setzen uns morgens ins Auto, fahren zur Arbeit, parken möglichst nah am Büro, sitzen dann acht Stunden am Schreibtisch, wo wir uns allenfalls für diverse Toilettengänge fortbewegen, steigen nach Feierabend wieder ins Auto, setzen uns zum Abendessen an den Tisch und begeben uns anschließend auf die Couch und später ins Bett. Zugegeben, das klingt ziemlich übertrieben, aber ist gar nicht so weit weg von der Realität. Gefördert wird unsere Sesshaftigkeit durch die Digitalisierung. Wir müssen nicht mehr selber einkaufen gehen oder kochen, alles wird online per Mausklick erledigt und anschließend geliefert. Zum Saubermachen gibt es Saug- und Wischroboter, Alexa ist außerdem so lieb und schaltet uns das Licht aus oder wechselt den Sender und durch das Smart Home kann man alles über die App steuern: die Heizung anstellen oder die Kaffeemaschine bedienen. Ein wahnsinniger Komfort, der sich leider bitter rächt. Je früher wir am Stuhl kleben, also von Kindesbeinen an, desto schlimmer die Auswirkungen im späteren Leben.

Ein Tag ohne Bewegung stört den Zuckerstoffwechsel

Man nehme 14 gesunde, aktive, schlanke Männer und Frauen, sperre sie für einen ganzen Tag im Labor ein, stelle ihnen zur Beschäftigung einen Computer und einen Fernseher zur Verfügung und gebe ihnen die Aufgabe, sich 24 Stunden möglichst wenig zu bewegen. Das Ganze machen sie einmal ohne Anpassung der Kalorienzufuhr an den verminderten Energieverbrauch und einmal bei ausgeglichener Energiebilanz.

Verglichen wurden dieses Sitzgelage mit einem sehr aktiven Tag, ebenfalls im Labor. Was schätzen Sie, was im Zuckerstoffwechsel dieser gesunden Probanden passiert ist? Bereits ein Tag mit sehr wenig Bewegung führte zu einer Verminderung der Insulinwirkung um 39 %, sofern die Kalorienaufnahme nicht angepasst wurde. Doch selbst bei ausgeglichener Energiebilanz war die Insulinwirkung immer noch um 18 % reduziert. Sie können sich also ausmalen, welche Auswirkungen ein dauerhaft moderner sesshafter Lebensstil auf den Zuckerstoffwechsel und damit auf die Gesundheit hat.

Use it or lose it!

Wer seine Muskeln nicht nutzt, baut sie ab, und zwar relativ schnell. Bettruhe-Studien sind wunderbar geeignet, um herauszufinden, was absoluter Bewegungsmangel im Körper anrichtet. Man simuliert zum Beispiel einen 7-tägigen Krankenhausaufenthalt mit jungen gesunden Menschen. Wer sieben Tage lang nicht aufsteht, baut Muskeln ab und verursacht ein ziemliches Chaos in seinem Zuckerstoffwechsel. In einer Studie verloren Testpersonen nach nur sieben Tagen Liegen 1,4 kg Muskelmasse. Zum Vergleich: So viel bauen junge Männer durch intensives Krafttraining in zwölf Wochen auf. Mit der verminderten Muskelmasse manövrierten sich die Testpersonen innerhalb einer Woche direkt in die Insulinresistenz.

Schritt für Schritt (weniger) zu mehr Bauch- und Leberfett

Man muss gar nicht so weit gehen und die Menschen ans Bett fesseln, um in der

Fazit

Wer sich im Alltag wenig bewegt und viele Stunden ununterbrochen sitzt, überfordert schnell seinen Zuckerstoffwechsel, baut Muskeln ab, fördert die Verfettung seiner Organen und riskiert durch diesen bequemen Lebensstil sein Leben um ein paar Jahre zu verkürzen. Ein »bewegteres« Leben dagegen bewahrt die Gesundheit.

Kürze der Zeit negative Auswirkungen auf die Gesundheit zu erzielen. In einer anderen Studie, ebenfalls an gesunden Männern, reichte es bereits aus, 14 Tage lang die tägliche Schrittzahl von 6000 auf 1500 zu reduzieren, um die Insulinsensitivität herabzusetzen und das Bauchfett signifikant ansteigen zu lassen. Bewegungsmangel, insbesondere längere tägliche Sitzepisoden, können schon innerhalb von zwei Wochen auch zu einer erhöhten Ansammlung von Fett in der Leber führen, selbst bei gesunden normalgewichtigen Menschen. Jede zusätzliche Stunde pro Tag, die man sitzend verbringt erhöht die Wahrscheinlichkeit einer Fettleber um 4 %. Es ist daher nicht wirklich überraschend, dass Inaktivität das Diabetes-Risiko und die Gesamtsterblichkeit erhöht.

Insulinresistenz und Muskelabbau durch Inaktivität

Muskeln nehmen nach einer kohlenhydratreichen Ernährung den größten Teil des Zuckers auf. Sie verbrennen ihn oder speichern ihn für spätere Nutzung als Glykogen. Dadurch kommt der Muskulatur eine wesentliche Rolle in der Regulation des Blutzuckers zu. Werden Muskeln jedoch nicht genutzt, bauen sie sich ab, was auch zu einer Verkleinerung des Haut-Kohlenhydratspeichers führt. Statt 300 bis 400 g Kohlenhydrate passen dann nur noch z. B. 200 g hinein. Muskeln sind aber auch die Verbrennungsöfen für Fett. Allerdings sind inaktive Muskeln weniger effektiv beim Verheizen von Fett, wodurch sich Lipide in den Muskelzellen ansammeln und das Insulinsignal stören. Die zunehmend verfettende Muskulatur, mit ihren kleineren Zuckerspeichern, wird folglich insulinresistent.

Ungesunde Mischung: viel Fett und wenig Muskeln

Wie wichtig Muskeln für die Gesundheit sind, wird deutlich, wenn sie »fehlen«. Wenn Muskelmasse und -kraft schwinden, spricht man von »Sarkopenie«. Davon betroffen sind vor allem ältere Menschen, die sich kaum bewegen, ungesund ernähren und/oder rauchen. Bei der Muskulatur geht das Alter leider an die Substanz, ab 30 geht's los, mit 50 schreitet der altersbedingte Muskelabbau rasant voran und mit 90 dürfte dann gut die Hälfte der Muskelmasse verschwunden sein. Zum Vergleich: Während junge gesunde Männer zwischen 35 und 50 kg Muskelmasse besitzen, sind es bei älteren Frauen gerade mal etwa 13 kg.

Eine geringe Muskelmasse geht, unabhängig vom Alter, mit einem erhöhten Risiko von Stoffwechselstörungen einher, wobei das Risiko bei älteren Menschen ausgeprägter ist. Wer zu wenig von dieser stoffwechselaktiven Masse mit sich herumträgt, entwickelt mit großer Wahrscheinlichkeit eine Insulinresistenz und hat ein höheres Risiko, Krankheiten wie das metabolische Syndrom, eine nichtalkoholische Fettleber, Osteoporose, Diabetes, Krebs oder eine koronare Herzerkrankung zu entwickeln, und schlussendlich vermindert ein geringer Muskelanteil nicht nur die Lebensqualität, sondern auch die Lebensdauer.

Das Gesundheitsrisiko steigt massiv an, wenn sich zur geringen Muskelmasse ein hoher Körperfettanteil gesellt. Dann spricht man von der »sarkopenischen Adipositas«, die weltweit allein schon durch das steigende Alter der Bevölkerung im Anmarsch ist. Dass nicht nur Senioren davon betroffen sind, zeigen die Ergebnisse einer koreanischen Bevölkerungsstudie, in der Personen über 65 Jahre ausgeschlossen waren. Bei den Studienteilnehmern mit wenig Muskelmasse und hohem Körperfettanteil trat das metabolische Syndrom nahezu zweimal häufiger auf als in der Gruppe der muskulösen und fettarmen.

Auch Kinder und Jugendliche sind betroffen

»Muskelarme Fettleibigkeit« ist längst nicht nur ein Problem von Erwachsenen. Auch Kinder und Jugendliche sind zunehmend davon betroffen. Die wachsende Zahl übergewichtiger Kinder, die immer weniger Gebrauch von ihren Muskeln machen, könnte hierfür ursächlich sein. In einer chilenischen Studie an Teenagern waren diejenigen mit niedriger Muskelmasse und hohem Fettanteil mit dem ungünstigsten kardiovaskulären Stoffwechselprofil ausgestattet. Bei einer Gruppe koreanischer Kinder war die Konstellation aus wenig Muskeln und viel Körperfett

mit einem signifikant höheren Risiko eines metabolischen Syndroms verbunden.

Ein Teufelskreis

Eine durch Bewegungsmangel bedingte niedrige Muskelmasse verursacht im Körper ähnliche metabolische Störungen wie eine zu hohe Fettmasse. Hierzu zählen die vermehrte Ansammlung von Fett in der Bauchhöhle und in der Leber, Insulinresistenz, erhöhte Entzündungsneigung und oxidativer Stress sowie eine Senkung des guten gefäßschützenden HDL und ein Anstieg der Triglyzeride.

Diese Auswirkungen können sich potenzieren, wenn viel Körperfett auf wenig Muskeln trifft. Ein Muskelabbau geht zudem mit einem verminderten Energieverbrauch einher, ohne Kalorienanpassung steigt dadurch die Fettmasse in den gefährlichen Zonen an. Weniger Muskelmasse geht aber auch mit weniger Bewegungsdrang einher, was zusätzlich den Energieverbrauch senkt – ein Teufelskreis, den man nur durch Sport und die richtige Ernährung durchbrechen kann.

Der Muskel – der Gesundheitshelfer von Fettzellen

Muskeln formen nicht nur unseren Körper, sondern sind auch wichtig, um fit, beweglich und gesund zu bleiben. Unser Muskelapparat ist wie eine mobile Apotheke, wir haben sie immer dabei. In ihr werden viele heilende Substanzen, die sogenannten Myokine, produziert, die mit anderen Organen in Kontakt stehen und im gesamten Körper direkt oder indirekt gesundheitsfördernde Effekte haben. Vor allem das in den Muskelzellen gebildete Interleukin 6 (IL-6) kann Fettzellen schützen, indem es die Fettverbrennung in den Zellen fördert und so einer energetischen Überladung vorbeugt. Es wirkt zudem entzündungshemmend und erhöht die Insulinsensitivität. Damit Myokine wie IL-6 auch zum Einsatz kommen, müssen wir uns Zugang zur Apotheke verschaffen und das funktioniert nur durch Bewegung. Wir müssen also unseren Muskel nutzen, bewegen und fordern.

Kardiorespiratorische Fitness (KRF)

Die KRF oder auch aerobe Ausdauerfähigkeit ist ein Maß dafür, wie gut der Körper bei maximaler körperlicher Ausbelastung in der Lage ist, Herz und Muskeln mit Sauerstoff zu versorgen. Sie ist sozusagen ein Ausdruck für die körperliche Leistungsfähigkeit und wird als VO_2max = maximale Sauerstoffaufnahme in ml/min/kg angegeben.

Muskelarmer TOFI durch Bewegungsmangel

Auch TOFIs sind in gewisser Form von »muskelarmer Fettleibigkeit« betroffen. Ursächlich hierfür könnte ein bewegungsarmer Lebensstil sein, der sich nicht nur anhand ihrer ungünstige Körperzusammensetzung darstellt, sondern auch in Form einer verminderten kardiorespiratorischen Fitness (KRF) äußert.

Scheinbar Schlanke haben geringe KRF
TOFIs haben eine KRF, die im Durchschnitt 15 % niedriger ist als die von fitten Schlanken. Bei einer niedrigen KRF (VO_2max unter 30) sollten die Alarmglocken läuten. Sie ist nicht nur ein Hinweis für einen schlechten Fitnesszustand, sondern auch ein früher Indikator für eine Insulinresistenz. Sie ist auch ein Warnhinweis für drohende Herz-, Gefäß- und

Atemwegserkrankungen. Eine niedrige KRF ist zudem mit einer deutlich erhöhten Gesamtsterblichkeit assoziiert.

Eine hohe KRF dagegen ist ein Kennzeichen für einen aktiven Lebensstil und ist mit einer besseren Stoffwechsel- und Herzgesundheit assoziiert. Menschen mit einer guten KRF sterben seltener an chronischen Erkrankungen oder eines plötzlichen Herztodes.

Ungesund essen, bis es brennt!

Die westliche Ernährung, die durch einen hohen Konsum stark verarbeiteter Lebensmittel, von sogenanntem »Fake Food«, gekennzeichnet ist, kann in unserem Körper großen Schaden anrichten. Dies gilt unabhängig davon, ob man

dick oder dünn, jung oder alt ist. Ob Fettleibigkeit, Insulinresistenz, metabolisches Syndrom oder Diabetes – alle diese
selbstverschuldeten Krankheiten können
wir durch den übermäßigen Genuss von
Junk-Food heranzüchten.

Der Genuss industriell hergestellter Lebensmittel kann in unserem Körper Entzündungen entfachen. Das kann man sich
wie einen innerlichen Brand vorstellen.
Dabei handelt es sich nicht um ein Flam-
menmeer, sondern viel mehr um kleine
glimmernde Feuer. Diese können sich im
ganzen Körper ausbreiten und sind vermutlich der Ausgangspunkt vieler Zivilisationskrankheiten. Auch bei TOFIs
konnte schon in verschiedenen Studien
diese unterschwellige »stille Entzündung« nachgewiesen werden.

Industriefutter macht gefräßig

Hoch verarbeitete Lebensmittel sind in
der Regel hochkalorisch, enthalten wenig Nährstoffe, sattmachende Ballaststoffe und essentielles Eiweiß, dafür viele
Einfachzucker, raffinierte Stärke und/
oder zugesetzte Fette. Vor allem die teuf-
lische Kombination aus Kohlenhydraten und Fetten, wie sie in Croissants, Donuts oder Pommes frites vorkommt, ist
menschengemacht. In der Natur kommt
dieser toxische Nährstoff-Mix nicht vor.
Folglich birgt der Verzehr solcher Lebensmittel immer die Gefahr, die hormonelle
Antwort auf den Verdauungsprozess aus
dem Gleichgewicht zu bringen.

Fake Food ist leicht verdaulich, macht
uns schnell wieder hungrig, und weil so
viele Menschen diese unnatürliche Re-
zeptur auch noch geschmacklich so ge-
nial finden, wollen sie immer mehr
davon. Damit sie auch sicher zum Wie-
derholungstäter werden, hat die Lebens-
mittelindustrie gleich unsere ganze Umwelt mit günstigem, schnell essbarem
Junk-Food überschwemmt. Dadurch wird
es immer schwieriger, dem Anblick und
dem verführerischen Duft von Pizza,
Pommes, Kuchen & Co auszuweichen
oder standzuhalten. Dass die Rechnung
für die Konzerne aufgeht, spiegelt sich
in unserem Konsum wider, denn fast die
Hälfte unserer täglichen Energie nehmen
die Verbraucher hierzulande über hoch
verarbeitete Lebensmittel auf.

Die Lösung: »echte« Lebensmittel

Naturbelassene Lebensmittel wie Gemüse, Fisch, Obst, Vollkorngetreide, Kartoffeln, Bohnen, Eier, Nüsse und Milch
vermindern das Risiko vieler Zivilisationskrankheiten. Sie sind reich an Vitami-
nen, bioaktiven Substanzen, Mineralstoffen und Spurenelementen. Pflanzliche
Lebensmittel liefern zudem noch reichlich Ballaststoffe und intakte Zellstrukturen, in denen die Nährstoffe einge-
schlossen sind, was ihre Freisetzung und
Aufnahme im Dünndarm verlangsamt.

Lassen Sie uns das am Beispiel von Bohnen erklären: Durch den Kauprozess wird
ein Teil der intakten Zellen aufgebrochen,
wodurch die Stärke in den Bohnen von

Verdauungsenzymen entlang des Dünndarms zu Glukose abgebaut und nach und nach ins Blut geschickt wird. Folglich kommt es zu einer flachen Blutzucker- und Insulinantwort. Im unteren Dünndarm bewirkt der Speisebrei die Ausschüttung des Darmhormons Glucagon-like Peptide 1 (GLP-1). Dieses vermindert den Appetit und steigert die Sättigung, was ein Überessen mit natürlichen Lebensmitteln verhindert. Schließlich gelangen auch noch genug unversehrte Zellen aus der Bohnen-Mahlzeit in den Dickdarm, wo sie als Festmahl schon von den hungrigen Darmbakterien (Mikrobiota) erwartet werden. Diese fermentieren die gelieferten Ballaststoffe zu kurzkettigen Fettsäuren, die entzündungshemmend wirken, die Bildung von Sättigungshormonen wie GLP-1 im unteren Dünndarm anregen, die Darmschleimhaut schützen und sie somit undurchlässig für Giftstoffe machen. Alle Hormone, die an diesem Verdauungsprozess beteiligt sind, arbeiten aufeinander abgestimmt. Zudem gelangen solche kurzkettigen Fettsäuren über das Blut zum Zentralnervensystem und lösen dort Sättigungssignale aus.

Fake Food: Hungrig in die Hyperinsulinämie?

Anders sieht es bei unserer industriell verarbeiteten Nahrung aus. Diese wird von Herstellern schon »vorverdaut« angeboten. Vor allem Getreidestärke ist die Basis von Fake Food. Ihre intakten Zell-

> ### Fazit
> Je natürlicher die Matrix in einem Lebensmittel, desto langsamer werden die Nährstoffe aufgenommen, desto schwächer ist die Insulinantwort und desto langanhaltender die Sättigung.

strukturen werden beim Entfernen der Ballaststoffe vollständig zerstört, es bleiben »nackte« Lebensmittel, wie Weißmehl, die keine natürliche Matrix mehr haben. Für Verdauungsenzyme ist die Zersetzung der »bereinigten« Stärke in seine Einzelbausteine Glukose ein Kinderspiel. Dadurch wird der größte Teil des Zuckers schon im oberen Dünndarmabschnitt über die Darmschleimhaut ins Blut geschickt, was zu einem schnellen Blutzuckeranstieg führt. Der hier ansässige Nährstoffsensor registriert das Unheil und kurbelt sofort die Ausschüttung des Darmhormons mit dem Namen »glukoseabhängiges insulinotropes Peptid«, kurz GIP an, das der Bauchspeicheldrüse signalisiert, die Insulinproduktion stark hochzufahren. Dadurch kann der Zucker aus dem Blut schnell in die Zellen geschleust werden. Da jedoch mehr Insulin im Blut schwimmt, als benötigt wird, fällt der Blutzucker unterhalb des Ausgangswertes, was den Hunger schnell wieder nach oben treibt. Zusätzlich schwächen hohe GIP-Konzentrationen die Wirkung des Sättigungshormons Leptin im Gehirn.

Je mehr von dieser raffinierten Kost im oberen Darmabschnitt resorbiert wurde, desto weniger bleibt für die untere Dünndarmregion zu tun. Die wenigen aufgespaltenen Nährstoffe, die es bis hierher geschafft haben, reichen nicht aus, um eine ausreichende Ausschüttung des zweiten Darm- und Sättigungshormons GLP-1 zu veranlassen. Folglich bekommt man nach Fake Food schnell wieder Hunger. Am schlimmsten aber trifft es die Bakterien im Dickdarm. Die warten vergeblich auf ihre leckere und für sie auch gesunde Mahlzeit.

Böse Darmbakterien liefern den Zündstoff

Wie bereits oben angedeutet, verhungern unsere gesundheitsfördernden Bakterien im Dickdarm. Dafür bekommen Dünndarmbakterien, die man eigentlich nicht füttern sollte, zu viel Zucker ab, wodurch es zu einer bakteriellen Überwucherung und folglich zu einer Schädigung der Darmschleimhaut kommen kann. Im Dickdarm bildet sich ein Milieu, das krankmachende Darmkeimen das Wachstum ermöglicht.

Die Abnahme der Bakterienvielfalt sowie das mikrobielle Ungleichgewicht im Dickdarm nennt man »Dysbiose«. Diese wird mit vielen Stoffwechselerkrankungen wie Insulinresistenz, Fettleibigkeit, Diabe-

tes, Fettleber etc. in Verbindung gebracht. Die »bösen« Darmbakterien behindern die »guten« nicht nur in ihrer Arbeit. Sie produzieren auch Stoffe, die die Darmschleimhaut zusätzlich schädigen und durchlässig machen, was auch als »leaky gut« oder »löchriger Darm« bezeichnet wird. Einige Bakterienstämme sind sogar in der Lage, Giftstoffe, sogenannte Endotoxine, zu bilden, die diese undichte Darmschleimhaut passieren können und schließlich ins Blut gelangen, wo sie ihr Unwesen treiben. Im Visier der Forschung sind vor allem die Lipopolysaccharide (LPS) mit ihrem enormen Entzündungspotential. Im Fettgewebe, vor allem im stoffwechselaktiven tiefsitzendem Bauchfett, und in der Leber fördern sie Entzündungen, was zur Insulinresistenz führt und die Ausbildung einer nichtalkoholischen Fettleber begünstigt. Des Weiteren stehen sie in Verdacht, genauso wie GIP, im Gehirn die Wirkung des Sättigungshormons Leptin herabsetzen.

Größter Stoffwechsel-Feind: Fett plus Kohlenhydrate

Das Croissant am Morgen, der Nudelauflauf in der Kantine, die Pizza am Abend, die Tüte Chips vor dem Fernseher – solche (raffinierten) Fett-Kohlenhydrat-Bomben sind nicht nur wahre Figur-, sondern auch Gesundheitskiller. Eine Studie an gesunden schlanken Probanden konnte beeindruckend zeigen, wie schnell und signifikant der LPS-Spiegel im Blut nach dem Verzehr einer fett- und kohlenhydratreichen Mahlzeit ansteigt. Dieses Ergebnis zeigt, welcher Gesundheitsgefahr wir uns aussetzen, wenn wir täglich industriell stark verarbeitete Lebensmittel konsumieren.

Industriell vorverdaut verbraucht weniger Energie

Immer nach dem Essen steigt der Kalorienverbrauch für die anstehende Verdauungs- und Verwertungsarbeit der Mahlzeit an. Auch hier sind vorverdaute Lebensmittel im Vergleich zu den gering verarbeiteten deutlich im Nachteil. In einer Studie war der Energieverbrauch nach dem Genuss des Fake-Sandwiches verglichen mit der natürlicheren Testmahlzeit um 50 Prozent niedriger. Dauerhaft kann dieser verminderte Energieverbrauch zur Verfettung des Körpers beitragen.

Nährstoffdefizite

Wissenschaftlichen Studien haben gezeigt, dass TOFIs oft unter diversen Nährstoffdefiziten leiden. Hierzu zählen vor allem ein Mangel an den Nährstoffen Vitamin D, Magnesium und Zink, die enorm wichtig für einen gesunden Zuckerstoffwechsel sind.

Magnesium- und Zinkmangel

Magnesium ist ein essentieller Mineralstoff, der auch eine wichtige Rolle im Zuckerstoffwechsel spielt. Es verbessert die Insulinausschüttung, steigert die Insulinsensitivität der Zellen und vermindert Entzündungsreaktionen. TOFIs sind häufig von einem Magnesiummangel betroffen. Dagegen findet man bei stoffwechselgesunden Übergewichtigen eher Normalwerte. Wissenschaftler vermuten, dass ein Magnesiumdefizit eine wichtige

Fazit

Eine Ernährung mit einem hohen Anteil verarbeiteter Lebensmittel sorgt für ständig hohe Insulinspiegel, wodurch sich eine nichtalkoholische Fettleber ausbilden kann. Die geringe Sättigungswirkung von Fake Food macht gefräßig und führt zu einer erhöhten Zufuhr von Nahrungsenergie. Für TOFIs ist der Konsum solcher Hungermacher besonders problematisch, da bereits wenige Extra-Kalorien ausreichen, um die Fettzellen an die Kapazitätsgrenze zu bringen. Raffinierte Kost lässt zudem gute Darmbakterien verhungern, was zur Dysbiose und infolgedessen zur Schädigung der Darmbarriere führt, wodurch Bakterientoxine ins Blut gelangen und Organe wie das Fettgewebe oder die Leber »entzünden«.

Rolle bei der Entwicklung des TOFI-Phänotyps spielt.

Genauso wie Magnesium ist auch Zink im Zuckerstoffwechsel von zentraler Bedeutung. Es hat eine insulinähnliche Wirkung, die sich in einer Blutzuckersenkung äußert. Ein Zinkmangel korreliert daher mit Insulinresistenz und Diabetes und kommt häufiger bei Menschen mit gestörtem Stoffwechsel vor – folglich weisen TOFIs häufiger ein Zinkdefizit auf als metabolisch gesunde Menschen.

Vitamin D – das Sonnenvitamin

Vitamin D ist eigentlich ein Hormon, das wir selbst mithilfe von Sonnenlicht in unserer Haut bilden. Im Winter haben wir kaum Sonne, im Sommer meiden wir sie. Zum einen halten wir uns überwiegend in geschlossenen Räumen auf. Zum anderen schmieren wir uns zu dick mit Sonnencreme ein. Beides führt dazu, dass wir kaum eine Chance haben, dieses so wichtige Sonnenvitamin ausreichend zu bilden.

Kein Wunder, dass selbst im Sommerhalbjahr 60 bis 70 Prozent der Erwachsenen einen Vitamin-D-Mangel aufweisen; im Winter sind es 80 Prozent. Ein Vitamin-D-Mangel korreliert mit vielen Stoffwechselerkrankungen, von denen TOFIs und ungesunde Adipöse oft betroffen sind: Insulinresistenz, nichtalkoholische Fettleber, metabolisches Syndrom, Diabetes, um die häufigsten Störungen zu nen-

nen. Das deckt sich auch mit dem Ergebnis einer prospektiven Studie, in der Vitamin-D-Mangel häufiger bei stoffwechselkranken TOFIs und Adipösen vorkam als bei gesunden Dicken und Dünnen. Vitamin D hat einen großen Einfluss auf unseren Zuckerstoffwechsel, da es Gene in den Fett- und Muskelzellen aktiviert, die sie für das Insulinsignal sensibilisieren.

Rauchen macht krank

Rauchen erhöht den Energieverbrauch und hemmt den Appetit, was eine Erklärung dafür sein könnte, dass Raucher ungefähr 2,5–5 Kilo weniger wiegen als Nichtraucher. Aber weniger wiegen bringt nichts, wenn das Fett an den schützenden Stellen schwindet und sich an in den falschen Körperregionen ansammelt. In einer großen norwegischen Bevölkerungsstudie mit über 65000 Teilnehmern hatten Raucher im Vergleich zu Nichtrauchern weniger Speck auf den Hüften und Oberschenkeln sitzen. Dies deutet auf eine verminderte Fähigkeit zur Einlagerung von Fett in diesen »weiblichen Schutzzonen« hin.

Wissenschaftler vermuten, dass Nikotin die Fettzellen krank und insulinresistent macht, indem es die Fettspeicherkapazität im schützenden Unterhautfettgewebe vermindert und Entzündungsreaktionen fördert. Nikotin zwingt die Fettzellen zur Lipolyse, das heißt, sie setzen gespeichertes Fett frei, das dann in die Leber wandert und sie verfettet. Das könnte auch den häufig beobachteten Zusammenhang zwischen dem Rauchen und nichtalkoholischer Fettleber erklären. Weiterhin bewirkt Nikotin, dass die Insulinempfindlichkeit der Muskelzellen nachlässt. Qualmen könnte somit schlanke stoffwechselgesunde Menschen in TOFIs verwandeln. Es ist daher nicht ganz überraschend, dass unter den dicken Dünnen oft Raucher zu finden sind.

Das Geburtsgewicht

Schon in den 80er Jahren haben Wissenschaftler ein geringes Geburtsgewicht als Risikofaktor für die Entwicklung eines TOFI-Phänotyps identifiziert.

Kinder, die bei ihrer Geburt unter 2500 Gramm wiegen, haben offensichtlich ein erhöhtes Risiko, im Erwachsenenalter eine Insulinresistenz sowie damit in Zusammenhang stehende Erkrankungen wie Diabetes, Bluthochdruck und koronare Herzkrankheit zu entwickeln. Interessanterweise sind die Betroffen im Kindes-, Jugend- und Erwachsenenalter meistens normalgewichtig, wodurch ihr erhöhtes Gesundheitsrisiko verschleiert wird.

Babys, die als Leichtgewicht das Licht der Welt erblicken, besitzen tendenziell weniger Magermasse, also auch Muskeln. Dafür ist ihr Körperfettanteil höher. Allerdings sammelt sich das Fett nicht nur

dort an, wohin es gehört, nämlich als Babyspeck direkt unter der Haut, sondern zu einem großen Teil im Bauch als gefährliches viszerales Fett. Diese ungünstige Körperzusammensetzung erhöht ihr Risiko, im Laufe des Lebens eine Insulinresistenz zu entwickeln und ein stoffwechselkranker Schlanker zu werden.

Warum das Fett bei den untergewichtigen Früh- und Neugeborenen fehlgeleitet wird, ist nicht ganz klar. Es gibt hierzu verschiedene Erklärungsansätze, eine davon ist die »Fettzellen-Überladungs-Hypothese«. Diese geht davon aus, dass eine verminderte Bildung von Fettzellen während der fetalen Entwicklung dazu führt, dass die Säuglinge nicht mit genug Speicherplätzen im Unterhautfettgewebe ausgestattet werden, um ihren Babyspeck sicher zu speichern. Stattdessen überfüllen sie die wenigen vorhandenen Fettzellen, bis deren Speicherkapazität erschöpft ist. Das bedeutet nichts Gutes. Die Energie wird folglich in den Bauchraum umgeleitet, was ihr Gesundheitsrisiko bis ins Erwachsenenalter erhöht.

Umbauarbeiten im Alter

In der Mitte des Lebens starten in unserem Körper sämtliche Umbauarbeiten, die für die zunehmende altersbedingte Insulinresistenz verantwortlich sind. Egal ob Mann oder Frau – beide Geschlechter müssen sich diesem natürlichen Alterungsprozess stellen. Wir bauen Muskeln ab, die Knochendichte sinkt, dafür laden wir uns mehr Fettmasse auf. Bei Schlanken erfolgen solche internen Um- und Abbauprozesse oftmals ohne nennenswerte Gewichtszunahme, was ihnen den Handlungsdruck nimmt. Das ist aber gefährlich, denn hormonelle Veränderungen und die Abnahme des Grundumsatzes aufgrund des Muskelabbaus leiten einen ungünstigen »Fettwechsel« ein. Das bedeutet, es sammelt sich mehr gefährliches Fett im und am Bauch sowie in Organen wie den Muskeln, der Leber und das Herz an. Gleichzeitig werden schützende Speckpolster an Hüften, Beinen und Po abgebaut.

Die altersbedingte Veränderung des Körpers führt zur Entzündung und Funktionsstörung des Fettgewebes sowie zu einer Insulinresistenz, die auf andere wichtige Organe überschwappt und sie in ihrer Arbeit beeinträchtigt. Frauen haben bis zur Menopause aufgrund ihrer größeren subkutanen Speicherfläche in der unteren Körperregion ein geringeres Gesundheitsrisiko. Dieser Vorteil schwindet allerdings im Alter. Insbesondere normalgewichtige Frauen nach den Wechseljahren sind durch den Verlust ihrer weiblichen Rundungen und der damit verbundenen »Vermännlichung« ihrer Figur mit schmalen Hüften und Bäuchlein, einem genauso hohen, teilweise sogar höheren Gesundheitsrisiko ausgesetzt als die Männer im gleichen Alter. Die Auswirkungen des Alterungsprozesses auf die Stoffwechselgesundheit sind umso

dramatischer, je ungesünder man in jungen Jahren gelebt hat. Und umgekehrt – je bewusster man sich zuvor ernährt hat und je sportlicher man war, desto eher kann man sich vor der Transformation zum »Old TOFI« schützen.

Wenn Schlanke durch Diäten verfetten

Das Skinny-Fat-Syndrom findet man nicht selten bei Teenagern, vor allem bei Mädchen, aber auch bei jungen Erwachsenen Frauen und Männern. Sicherlich tragen ungesunde Ernährung und Bewegungsmangel dazu bei, dass die Jugendlichen immer »fetter« werden. Aber auch das gängige superschlanke Schönheitsideal, das durch Instagram & Co sowie durch Top-Model-Sendungen allgegenwärtig ist, verzerrt die Körperwahrnehmung vieler Teens. Sie fühlen sich oft zu »fett«, obwohl sie es nicht sind. Folglich hungern sie sich ein paar Pfunde runter, um von Kleidergröße 36 auf 34 zu kommen. Schlank um jeden Preis lautet das Motto.

Leider ist den wenigsten bewusst, dass sie jede Diät mit mehr »Fett« bezahlen, und je geringer das Ausgangsgewicht, desto fetter die Folgen. Das hat damit zu tun, dass sich Schlanke nicht nur den Speck von den Rippen hungern, sondern auch die Muskeln. Das passiert zwar auch bei diätwilligen Übergewichtigen, allerdings geht bei ihnen weniger Muskelmasse drauf. Noch während der Diät aktiviert der Körper sein Gewichts-Verteidigungssystem. Als Gegenreaktion wird der Drang zu essen immer ausgeprägter und der Stoffwechsel wird heruntergefahren. Das Ziel unseres Körpers ist es schließlich, die verlorengegangene Fett- und Muskelmasse zurückzuholen. Allerdings passiert das »Auffüllen« dieser Kompartimente nicht synchron. Zuerst wird der Fettspeicher gefüllt. Das gesteigerte Hungergefühl bleibt so lange erhalten, bis anschließend auch die Magermasse wieder vollständig hergestellt wurde. Der Kalorienüberschuss hat zur Folge, dass parallel zu Muskelmasse auch die eigentlich schon regenerierten Fettspeicher weiter mitwachsen. Es kommt zum Fettüberschuss, auch als »Fat-Overshooting« bezeichnet. Jede Diät birgt somit die Gefahr, Schlanke zu verfetten. Ausgeprägter ist der Effekt, wenn Dünne beim Abspecken auf Sport, vor allem auf Krafttraining, verzichten und zu wenig Eiweiß zuführen.

Dauerstress führt zu Insulinresistenz

Druck auf der Arbeit, Geldsorgen, Kummer mit dem Ehepartner, Schlafmangel, Alkoholkonsum, Rauchen und Nährstoffdefizite lösen Stress in unserem Körper aus. Wird der Stress zum Dauerzustand – werden wir krank. Die biologische Antwort auf chronischen Stress heißt Cortisol, ein Hormon, das uns unter Stress mit Energie versorgen möchte. Das hat durchaus Vorteile, denn wenn man in einer Gefahrensituation ist, braucht man schnell Energie, um davonzulaufen. Den Treibstoff besorgt uns das Cortisol aus den Muskeln. Hier setzt es Aminosäuren frei, aus denen in der Leber Zucker gebildet wird. Das Fettgewebe an Po, Beinen und Hüften stellt die Fettsäuren zur Verfügung. Bei chronisch erhöhten Cortisolspiegeln werden folglich Muskeln und das schützende Unterhautfettgewebe abgebaut. Auch die Leber steuert ihren Teil dazu bei, indem sie Zucker ins Blut abgibt.

Was aber, wenn die eigentliche Stress-Gegenreaktion wegfällt, weil wir völlig ausgebrannt im Büro sitzen? Wohin mit der ganzen von Muskel-, Fett- und Leberzellen freigesetzten Energie? Obwohl Insulin eigentlich der Gegenspieler von Cortisol ist, führt Dauerstress dazu, dass es parallel mit ansteigt. Cortisol und Insulin zusammen – das heißt nicht Gutes, denn gemeinsam sorgen sie dafür, dass der freigesetzte, aber ungenutzte Treibstoff im Blut in Richtung Körpermitte umgeleitet und als gefährliches Bauchfett gespeichert wird. Obwohl man gar nicht mehr wiegt, muss man plötzlich den Gürtel weiter schnallen. Obendrein regt Stress auch noch den Appetit an, vor allem auf Junk-Food, wodurch die Energiezufuhr steigt. Gleichzeitig nimmt die Lust, sich zu bewegen, ab, was den Energieverbrauch senkt. Das versteckte Bauchfett nimmt weiter zu und die Pfunde steigen. Das Ende vom Lied: Insulinresistenz und alles was dazugehört!

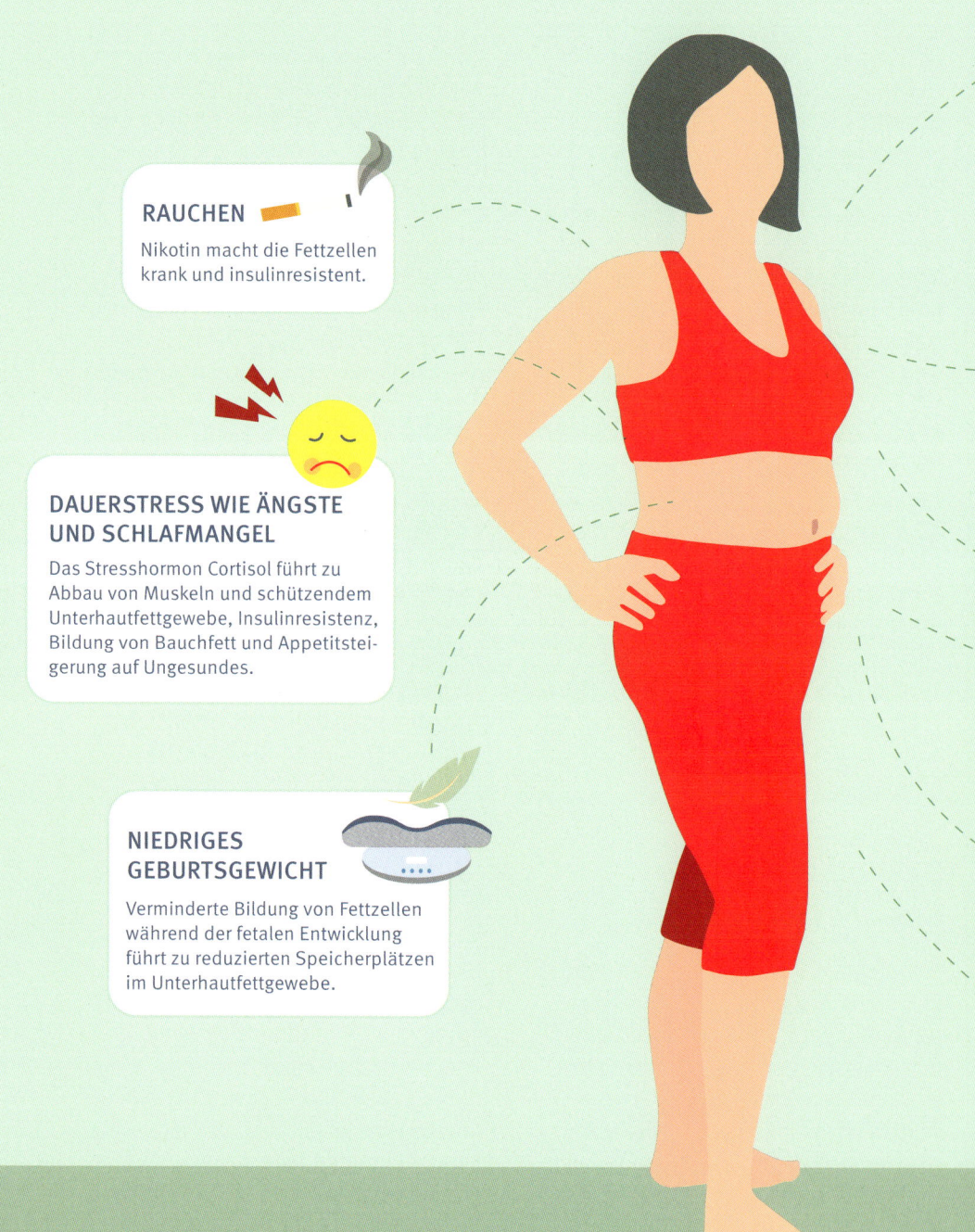

RAUCHEN

Nikotin macht die Fettzellen krank und insulinresistent.

DAUERSTRESS WIE ÄNGSTE UND SCHLAFMANGEL

Das Stresshormon Cortisol führt zu Abbau von Muskeln und schützendem Unterhautfettgewebe, Insulinresistenz, Bildung von Bauchfett und Appetitsteigerung auf Ungesundes.

NIEDRIGES GEBURTSGEWICHT

Verminderte Bildung von Fettzellen während der fetalen Entwicklung führt zu reduzierten Speicherplätzen im Unterhautfettgewebe.

BEWEGUNGSMANGEL

Zu langes Sitzen fördert Muskelabbau, geringeren Energieverbrauch, Bildung von Bauch- und Leberfett, Insulinresistenz und verminderte Fitness.

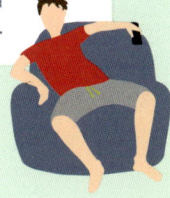

GENE

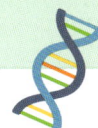

Genetisch festgelegte Fettspeicher-kapazität im Unterhautfettgewebe führt zu mehr Fettansammlung im Bauch und in den Organen.

UMBAUARBEITEN IM ALTER

Hormonelle Veränderungen und die Abnahme des Grundumsatzes aufgrund des Muskelabbaus führen zu einem vermehrten Abbau von schützendem Beinfett und einer Ansammlung von Fett im Bauchraum und in den Organen.

DIÄTEN

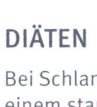

Bei Schlanken können Diäten zu einem starken Abbau von Muskel-masse und anschließender überproportionaler Fettzunahme führen (Fat-Overshooting).

NÄHRSTOFFDEFIZITE

Ein Mangel an Vitamin D, Magnesium und Zink stört den Zuckerstoffwechsel.

UNGESUNDES ESSEN

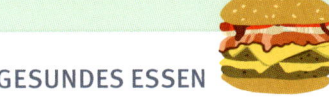

Industriell verarbeitet Nahrung mit viel raffinierter Stärke und Zucker führt zu einem Kalorienüberschuss, fördert hohe Insulinspiegel, verändert die Zusammen-setzung der Darmbakterien und führt zu einer latenten Entzündung im Körper.

Bin ich ein TOFI?

Ihr bisheriger Lebensstil, Ihre aktuelle Lebensphase sowie ein Blick auf Ihre inneren und äußeren Werte verraten Ihnen, wie viel TOFI in Ihnen steckt.

Sicherlich möchten Sie jetzt nach all den Informationen über Ursachen und Risiken wissen, ob Sie zu diesen gefährdeten normalgewichtigen Spezies gehören oder ob Sie ein erhöhtes Risiko haben, mit ihrem normalen Gewicht (BMI 18,5–24,9) metabolisch zu entgleisen. Bisher gibt es keine einfache Möglichkeit, einen TOFI sicher zu diagnostizieren. Manche Wissenschaftler sprechen von normalgewichtiger Fettleibigkeit, wenn sich zum normalen BMI ein zu hoher Körperfettanteil gesellt. Andere entlarven Schlanke als TOFI, wenn sie neben ihrem normalen Gewicht mindestens 2 Stoffwechselanomalien des metabolischen Syndroms aufweisen, und wieder andere identifizieren einen TOFI anhand einer vorhandenen Insulinresistenz bei einem BMI von unter 25.

Folgende Diagnose-Tools helfen Ihnen zu erkennen, wie viel von einem TOFI wirklich in Ihnen steckt. Beginnen Sie mit unserem kurzen Check zu Ihrem Lebensstil und Ihrer Lebensphase, machen Sie anschließend den äußerlichen Scan. Spricht vieles für normalgewichtige Fettleibigkeit? Dann ist es ratsam, auch Spuren im Blut nachzugehen.

Check: Lebensstil und Lebensphase

Dieser Check hilft Ihnen herauszufinden, ob Sie genügend Voraussetzungen mitbringen, um ein TOFI zu werden oder vielleicht sogar schon zu sein. Wenn Ihr BMI zwischen 18,5 und 24,9 liegt und Sie mindestens vier der Fragen im Frage-

LEBENSSTIL-CHECK:
SIND SIE TOFI-GEFÄHRDET?

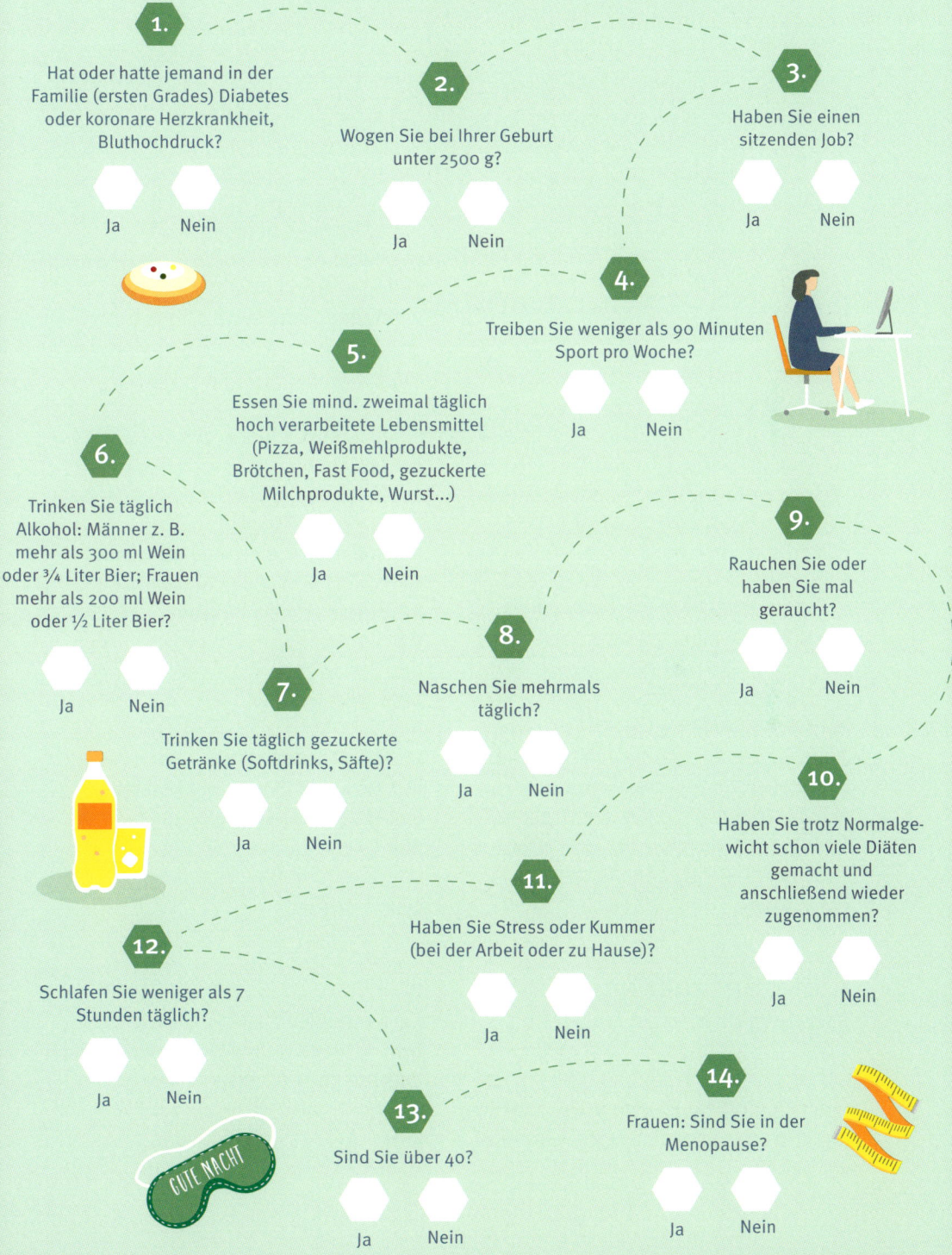

1. Hat oder hatte jemand in der Familie (ersten Grades) Diabetes oder koronare Herzkrankheit, Bluthochdruck?

Ja   Nein

2. Wogen Sie bei Ihrer Geburt unter 2500 g?

Ja   Nein

3. Haben Sie einen sitzenden Job?

Ja   Nein

4. Treiben Sie weniger als 90 Minuten Sport pro Woche?

Ja   Nein

5. Essen Sie mind. zweimal täglich hoch verarbeitete Lebensmittel (Pizza, Weißmehlprodukte, Brötchen, Fast Food, gezuckerte Milchprodukte, Wurst...)

Ja   Nein

6. Trinken Sie täglich Alkohol: Männer z. B. mehr als 300 ml Wein oder ¾ Liter Bier; Frauen mehr als 200 ml Wein oder ½ Liter Bier?

Ja   Nein

7. Trinken Sie täglich gezuckerte Getränke (Softdrinks, Säfte)?

Ja   Nein

8. Naschen Sie mehrmals täglich?

Ja   Nein

9. Rauchen Sie oder haben Sie mal geraucht?

Ja   Nein

10. Haben Sie trotz Normalgewicht schon viele Diäten gemacht und anschließend wieder zugenommen?

Ja   Nein

11. Haben Sie Stress oder Kummer (bei der Arbeit oder zu Hause)?

Ja   Nein

12. Schlafen Sie weniger als 7 Stunden täglich?

Ja   Nein

13. Sind Sie über 40?

Ja   Nein

14. Frauen: Sind Sie in der Menopause?

Ja   Nein

GUTE NACHT

bogen mit Ja beantwortet haben, dann lohnt es sich, genauer hinzuschauen. Machen Sie dann mit dem äußerlichen Scan weiter und lassen Sie ggf. Ihr Blut auf von uns empfohlene Parameter untersuchen.

Dünne Beine, aber Bäuchlein

Ein Blick in den Spiegel liefert erste Anhaltspunkte, denn TOFIs gehören nicht zu den sportlichsten Menschen. Folglich besitzen sie wenig Muskeln, was an der »spannungslosen, eingefallenen« Körperhaltung sowie an den staksigen Gliedmaßen zu erkennen ist. Dünne Arme und Beine, kein Hintern und schmale Hüften sind ein Hinweis auf das Fehlen der Muskeln. Es könnte auch ein Zeichen für die gestörte Speicherfunktion des Fettgewebes in unteren Körperregionen sein. Denn TOFIs speichern Fett bevorzugt in der Körpermitte bzw. Bauchhöhle und in den dort gelagerten Organen, wodurch sich der Bauch bei diesen gefährdeten Schlanken ähnlich wie bei einer Schwangerschaft zwischen den Rippen nach vorne wölbt.

Hoher Gesamtkörperfettanteil

Die allermeisten TOFIs schleppen zu viel Fett an der falschen Stelle mit sich herum. Eine Körperfettmessung mithilfe einer Bioimpedanzanalyse (BIA) kann hier

aufschlussreich sein. Die BIA berücksichtigt neben Alter, Größe und Gewicht auch die Fett-, Muskel- und Wasseranteile im Körper – und das in wenigen Sekunden. Körperfettwaagen aus dem Handel liefern allerdings zu ungenaue Werte. Dagegen haben moderne BIA-Waagen eine hohe Messgenauigkeit, weshalb sie auch in Studien zum Einsatz kommen. Professionelle Geräte besitzen Hautelektroden für Hände und Füße. Gemessen wird der elektrische Widerstand des Körpers, der auf den unterschiedlichen Leitfähigkeiten der verschiedenen Gewebe beruht. Körperfett hat aufgrund seiner hohen Dichte eine schlechte Leitfähigkeit und folglich einen hohen Widerstand. Körperwasser verhält sich genau umgekehrt. Mithilfe dieser Widerstandsmessung können Wasser und Körperfett unterschieden und daraus die Muskel- und Magermasse berechnet werden.

Wenden Sie sich an einen entsprechenden Arzt oder Ernährungsberater oder ein Fitnessstudio, die die modernste BIA-Technik verwenden, deren Genauigkeit auch in wissenschaftlichen Studien belegt wurde.

Wann bin ich zu fett?

Auch hier fehlt eine einheitliche Definition. In vielen Studien mit TOFIs wurden folgende Grenzwert herangezogen:

Körperfett (KF): Frauen ab 30 %, Männer: ab 20 %

Ein normaler Körperfettanteil heißt allerdings nicht automatisch, dass man als Schlanker »safe« ist. Es gibt sogar viele normalfette Schlanke mit entgleistem Stoffwechsel. Entscheidend ist, wo das Fett fehlt (Beine, Hüften) und wo es sich ansammelt (Bauch, Organe). Viel stoffwechselaktiver Bauchhöhlenspeck erhöht signifikant das Risiko, ein metabolisches Syndrom zu entwickeln, selbst wenn der Gesamtkörperfettanteil normal oder gar niedrig ist.

Wo sitzt und wo fehlt das Fett?

Das gesundheitliche Risiko wird maßgeblich davon beeinflusst, wo das viele Fett sich angesammelt hat. Fett, das sich vor allem in der Körpermitte, unterhalb der Bauchmuskeln einnistet, geht, wie schon mehrfach betont, mit einem deutlich höheren Risiko einer Insulinresistenz, Diabetes und Herz- und Gefäßerkrankungen einher. Ob Sie zu den dickbäuchigen TOFIs gehören, können Sie durch Messung Ihres Bauchumfangs herausfinden.

So messen Sie Ihren Bauchumfang!
Legen Sie das Maßband auf halber Höhe zwischen Rippenbogen und Beckenkamm an. Liegt der Wert über 80 cm bei Frauen und über 90 cm bei Männern, liegt bauchbetonte Fettleibigkeit vor. Ein Manko: Der Bauchumfang allein kann nicht unterscheiden, ob das Fett tief in

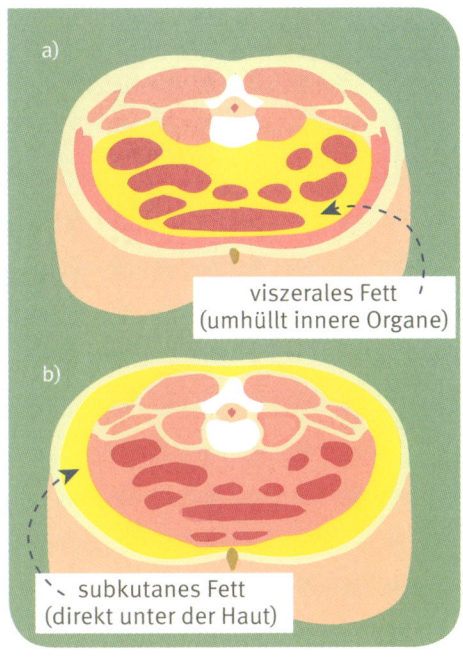

a)

viszerales Fett
(umhüllt innere Organe)

b)

subkutanes Fett
(direkt unter der Haut)

⬙ Querschnitt Bauch: zwei normalgewichtige Männer, gleicher Bauchumfang (84 cm)
a) Fett sitzt in der Bauchhöhle (4,3 Liter viszerales Fett) = gefährlich
b) Fett sitzt unter der Haut (1,1 Liter viszerales Fett) = unproblematisch

der Bauchhöhle sitzt oder als Speckschicht unter der Haut liegt.

Achtung: »Kein Bauch« heißt nicht »kein Riskio«
TOFIs mit schlanker Taille können dennoch viel »unsichtbares« Fett in der Bauchhöhle und in den Organen gespeichert haben. Ihr Bauch wächst sozusa-

gen erst einmal nach innen, zumindest so lange, bis die Bauchhöhle ausgefüllt ist. In einer Studie mit männlichen schlanken Probanden, die allesamt einen normalen Bauchumfang von 84 cm hatten, variierte die Menge des viszeralen Fettes zwischen 0,5 und 4,3 Litern (siehe Grafik, S. 61). Somit passen durchaus über vier Liter Fett in der Bauchhöhle, ohne eine »Außenwölbung« zu verursachen. Auch in anderen Studien unterschieden sich TOFIs hinsichtlich ihres Bauchumfangs kaum von gesunden Normalgewichtigen. Ein flacher Bauch ist somit kein Garant für ein gesundes Stoffwechselprofil.

❤ So messen Sie den Bauch- und Hüftumfang richtig.

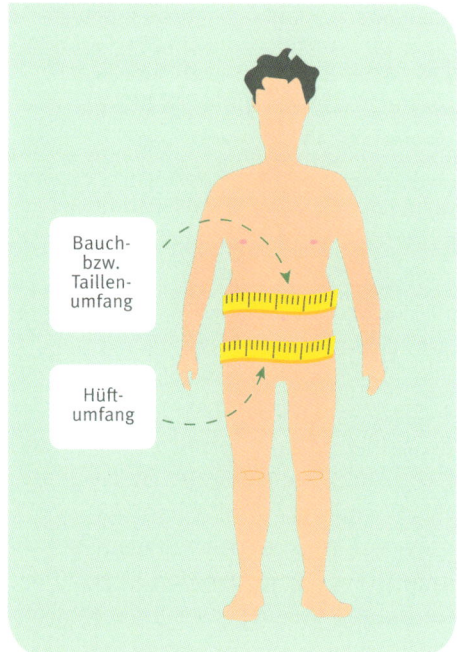

Bauch- bzw. Taillen- umfang

Hüft- umfang

Bauch-Hüft-Umfang (BHU) messen

Der BHU bezieht nicht nur den Bauch-, sondern auch den Hüftumfang in die Bewertung ein. Das ist auch sinnvoll, denn der beste Hinweis für den entgleisten Stoffwechsel bei TOFIs ist das fehlende Bein- und Hüftfett. Die gestörte Fettspeicherung in diesen »weiblichen« Zonen sorgt für schmale Hüften und schlanke Beine. Bei TOFIs mit normalem Bauchumfang geht die Taille oftmals nahtlos in die Hüfte über.

Der Hüftumfang wird an der Stelle gemessen, wo der Hüftknochen (Trochanter major) nach außen steht und tastbar ist. Anschließend berechnet man das Verhältnis von Bauch (Taille) zu Hüfte in cm. Ist der Wert bei Frauen ≥ 0,85 und bei Männer ≥ 1, dann liegt eine bauchbetonte bzw. abdominale Fettleibigkeit vor, und zwar unabhängig vom Gewicht. Vor allem bei Frauen scheint ein hoher BHU-Wert deutlicher mit Insulinresistenz und erhöhtem kardiovaskulärem Risiko zu korrelieren.

Stoffwechselanomalien – Spuren im Blut

Wenn Sie im Check mindestens vier Fragen mit Ja beantwortet haben und auch äußerliche Merkmale auf Sie zutreffen, dann ist es in jedem Fall ratsam, den Blutdruck zu messen und einen Blick auf diverse Blutparameter zu werfen. In vielen Studien definierten Wissenschaftler ihre Testpersonen als TOFI, wenn mindestens zwei der unten aufgeführten Risikofaktoren des metabolischen Syndroms vorlagen.

Blutwerte

Risikofaktor	Sollwerte
erhöhter Blutdruck	≥ 130/85 mmHg
erhöhte Triglyzeride	≥ 150 mg/dl
erniedrigtes HDL-Cholesterin	< 40 mg/dl (Männer), < 50 mg/dl (Frauen)
erhöhter Nüchternblutzucker	≥ 100 mg/dl
Insulinresistenz (HOMA-IR)	2,52
erhöhte Entzündungsmarker (hsCRP)	5,07 mg/dl

Diese Charakterisierungshilfe ist allerdings nicht in Stein gemeißelt. In manchen Studien hat das Vorhandensein einer Insulinresistenz bereits ausgereicht, um Personen als TOFI zu klassifizieren.

Der Insulinresistenz auf der Spur

Eine Insulinresistenz (IR) hinterlässt Spuren im Blut, die je nach Ausprägung der Zuckerverwertungsstörung meist lange Zeit übersehen werden, weil diese Messwerte des Zucker- und Fettstoffwechsels sich oft noch im oberen Normbereich befinden oder nur leicht über dem Grenz-

wert liegen. Ein solches Blutbild im Kontext von Normalgewicht wird von vielen Ärzten mit »Alles okay« durchgewinkt. Dabei ist der Stoffwechsel schon kurz davor zu kippen.

Skeptisch sollte man werden, wenn die Triglyzeride, der Nüchternzucker und/oder die Harnsäure im oberen Normbereich oder leicht drüber liegen, der HDL-Wert niedrig ist, der Entzündungswert (CRP) den Grenzwert überschreitet oder der Blutdruck leicht erhöht ist. Diese Veränderungen sind meistens bereits »Fingerabdrücke« einer Insulinresistenz, der man dringend auf den Grund gehen sollte.

HOMA-Index

Der Klassiker zur Abschätzung einer IR ist die Ermittlung des HOMA-Index (HOMA steht für Homeostasis Model Assessment). Hierfür setzt man den Nüchterninsulinwert mit dem Nüchternblutzucker über eine Formel in Beziehung.

Auch wenn der HOMA-Index in den meisten Studien zu Klassifizierung von TOFIs herangezogen wird, so ist er nicht 100-prozentig zuverlässig. In einer Studie an fast 300 scheinbar gesunden normalgewichtigen Frauen konnten mit dem HOMA-Index (hier mit einem Grenzwert > 4,1 definiert) 14,8 % der Frauen als insulinresistent erkannt werden. Doch mit einem Zuckerbelastungstest (oraler Glukosetoleranztest = OGTT) mit zusätzlicher

Insulinbestimmung als wesentlich zuverlässigerer Indikator (allerdings auch viel aufwendiger und teurer) ergab sich eine Trefferquote von 22,5 %. Nach diesem Ergebnis ist heute bereits jede 5. Schlanke insulinresistent. Ein erweiterter OGTT-Test mit Insulinmessung zur Früherkennung einer Insulinresistenz ist also die aussagekräftigste Methode. Diese wird jedoch bedauerlicherweise aus besagten Gründen in der Praxis fast nie angewendet.

Bewertung des HOMA-Index

Wert	bedeutet
‹ 1,0	normal, kein Hinweis auf Insulinresistenz
› 1,0 – 2,0	Insulinresistenz eher unwahrscheinlich
› 2,0	Hinweis auf Insulinresistenz
› 2,5	Insulinresistenz sehr wahrscheinlich
≥ 5,0	Insulinresistenz sicher, Durchschnittswert bei Diabetikern

Einfacher Indikator: der TyG-Index

Ein einfaches und leicht verfügbares Maß zur Früherkennung einer Insulinresistenz ist der Triglyzerid-Glukose-Index, kurz TyG-Index. Dieser Stoffwechsel-Marker ist das Produkt aus Blutfetten, genauer gesagt von Triglyzeriden und Nüch-

tern-Blutzucker. Seine Aussagekraft steht der des HOMA-Index in nichts nach. Im Gegenteil, in manchen Studien war TyG sogar dem HOMA-Index überlegen, vor allem beim Herausfischen von stoffwechselauffälligen Schlanken. Des Weiteren korreliert der TYG-Index signifikant mit der nichtalkoholischen Fettleber.

Ein klarer Vorteil für TyG: Er ist einfach zu ermitteln und kostengünstig. Für den HOMA-Index ist eine Insulinbestimmung erforderlich, die jedoch etwa sechsmal teurer ist als die Messung der Triglyzeride. Zudem werden Nüchtern-Triglyzeride und der Nüchtern-Blutzucker standardmäßig bei Gesundheits-Checks erfasst.

Eine TyG-Index-Rechner finden Sie im Internet unter (in englischer Sprache):

https://www.mdapp.co/tyg-index-calculator-359/

Ein Wert ≥ 4,49 bedeutet, dass Sie mit großer Wahrscheinlichkeit insulinresistent sind und ein erhöhtes Risiko haben, eine nichtalkoholische Fettleber zu haben oder zu entwickeln.

Sonstige Verdächtige

Vitamin D, Magnesium und Zink

Lassen Sie sich auf Nährstoffdefizite screenen. TOFIs mangelt es oft vor allem an Vitamin D, Magnesium und Zink.

Diese sind aber allesamt wichtig für einen gesunden und reibungslosen Zuckerstoffwechsel. Mehr Informationen dazu finden Sie im Kapitel »Nährstoffdefizite ausgleichen« (Seite 98). Ein Mangel an diesen Nährstoffen steht im engen Zusammenhang mit Insulinresistenz.

Zu hohes Ferritin

Zusätzlich ist es ratsam, einen Blick auf den Ferritin-Wert zu werfen, der bei einem TOFI erhöht sein kann. Zu viel Eisen im Blut ist an der Entstehung einer Insulinresistenz beteiligt und kann die insulinbildenden Zellen schädigen. Somit ist auch ein übervoller Eisenspeicher ein wichtiger Indikator für einen gestörten Zuckerstoffwechsel.

Fettgewebshormone: Adiponektin und Leptin

Adiponektin ist ein Fettgewebshormon, das von Fettzellen gebildet wird, die Insulinempfindlichkeit der Zellen steigert und entzündungshemmend wirkt. Niedrige Werte dieses schützenden Hormons gehen mit Insulinresistenz sowie einem erhöhten Risiko von chronischen Entzündungen und Krankheiten wie Typ-2-Diabetes und Arteriosklerose einher. Bauchbetonte Fettleibige mit viel viszeralem Fett produzieren oftmals weniger Adiponektin, und zwar unabhängig vom Gewicht. Daher ist eine niedrige Konzentration dieses Fettgewebshormons im Serum ein guter TOFI-Erkennungsmar-ker. Die Kosten der Bestimmung betragen zwischen 30 und 40 Euro.

Ein guter und vielversprechender Biomarker für krankes entzündetes Fettgewebe ist das Verhältnis von Adiponektin zu Leptin (Adpn/Lep), das sogar noch stärker mit Insulinresistenz korreliert als Adiponektin allein. Leptin ist ebenfalls ein Fettgewebshormon, dass eine wichtige Rolle im Energiestoffwechsel spielt.

Hier gilt:
- normal: Adpn/Lep-Ratio ≥ 1
- Hinweis auf Störungen im Fettgewebe: Adpn/Lep-Ratio 0,5 < 1,0
- Gesundheitsrisiko massiv: Adpn/Lep-Ratio < 0,5

Die Leptinmessung muss genauso wie Adiponektin selbst bezahlt werden und kostet je nach Labor um die 50 Euro.

TOFI mit Fettleber: der Fettleber-Index

TOFIs verstecken nicht nur jede Menge Fett in der Bauchhöhle, sondern auch in den Organen, allen voran in der Leber. Folglich haben TOFIs häufig eine nichtalkoholische Fettleber. Mit dem Fettleber-Index (kurz FLI) lässt sich leicht und schnell abschätzen, wie hoch die Wahrscheinlichkeit ist, dass eine Verfettung der Leber vorliegt. Benötigt werden für die Ermittlung des FLI der Body-Mass-

Index (BMI), die Triglyzeride, der Bauchumfang und der Leberwert Gamma-GT.

Machen Sie den Test unter:
www.leberfasten.com/leberfasten-konzept/machen-sie-den-test/

Kardiorespiratorische Fitness (VO$_2$max)

Stoffwechselungesunde Schlanke zeichnen sich durch eine verminderte kardiorespiratorische Fitness (KRF) aus, das heißt, der Grad ihrer Ausdauerfähigkeit ist niedrig. Der VO$_{2max}$-Wert (in ml/min/kg) ist ein Marker für die KRF und wird definiert als die maximale Sauerstoffmenge, die pro Minute und kg Körpergewicht bei maximaler Leistung aufgenommen und von den Zellen verwertet wird.

- Eine hohe VO$_{2max}$ spiegelt einen guten Fitness- und Gesundheitszustand wider.
- Eine niedrige VO$_{2max}$ korreliert signifikant mit Insulinresistenz.

Es ist daher empfehlenswert, im Rahmen einer Leistungsdiagnostik mittels Atemgasanalyse den VO$_{2max}$-Wert zu ermitteln. Weniger aufwendig ist die Schätzung des VO$_{2max}$-Wertes durch Sportuhren oder Smartwatches.

Schlank aussehen und schlank sein

Der Stoffwechsel lässt sich schnell wieder ins Lot bringen. Die richtigen Maßnahmen und eine Portion Motivation reichen, um ein gesundes schlankes Leben zu führen.

Einmal TOFI, immer TOFI? Keine Sorge, mit dem richtigen Lebensstil können Sie sich schon in wenigen Wochen bis Monaten vom TOFI zum TOTI umbenennen. **TOTI** steht für »thin outside and thin inside« – das bedeutet: nicht nur schlank aussehen, sondern auch schlank sein. Was müssen Sie dafür tun?

Mit mehr Bewegung, gesunder Ernährung und Stressabbau können TOFIs ihren kranken Stoffwechsel wieder gesund pflegen und sich dadurch vor Erkrankungen schützen, für die sie ein massiv erhöhtes Risiko haben. Dazu zählen, um es nochmals in Erinnerung zu bringen, Diabetes, Bluthochdruck, Fettstoffwechselstörungen oder koronare Herzkrankheiten. Wurde bereits eine dieser Erkrankungen diagnostiziert, dann sollte es Ihr Ziel sein, ihr Fortschreiten zu verhindern. Im besten Fall können sich sogar einige dieser Lebensstilerkrankungen zurückbilden.

Der TOFI mit seinen Stoffwechselbesonderheiten ist erst vor wenigen Jahren ins Interesse der Forschung gerückt, weshalb die verfügbaren wissenschaftlichen Daten hinsichtlich der Therapiemöglichkeiten noch sehr überschaubar sind. Obwohl »schlankes Übergewicht« eine Form der Fettleibigkeit darstellt, bleibt sie in den Adipositasleitlinien unerwähnt. Folglich gibt es auch keine offiziellen Behandlungsempfehlungen, und das, obwohl TOFIs eine Hochrisikogruppe darstellen. Unbehandelt haben sie aller Wahrscheinlichkeit nach eine kürzere Lebenserwartung als Dicke und Dünne mit einem gesunden Stoffwechsel.

Die wenigen bislang durchgeführten Interventionsstudien mit TOFIs geben uns allerdings bereits erste wichtige Anhaltspunkte dafür, mit welchen Maßnahmen Betroffene ihr krankes Fettgewebe und ihren entgleisten Stoffwechsel wieder in die Spur bringen können. Die scheinbar Schlanken unterscheiden sich hinsichtlich ihres Stoffwechsel- und Risikoprofils kaum von den metabolisch ungesunden Adipösen. Daher ist davon auszugehen, dass viele etablierte Maßnahmen, die bei dieser Zielgruppe die Insulinresistenz durchbrechen sowie das Eingeweiden- und Organfett abbauen, bei TOFIs genauso wirksam sind.

Die meisten Faktoren, die den TOFI zum TOFI machen, sind lebensstilbedingt und damit selbstverursacht. Die logische Konsequenz ist es daher, genau diese krankmachenden Verhaltensmuster, zu denen Bewegungsmangel, ungesunde überkalorische Ernährung, Rauchen und Stress zählen, auszuschalten und durch gesündere zu ersetzen.

Vom TOFI zum TOTI: Therapieziele

Die verminderte bzw. gestörte Speicherkapazität des Unterhautfettgewebes bei TOFIs scheint einer der Hautpauslöser für deren gestörten Stoffwechsel zu sein. Das Therapieziel ist also, die Gesundheit- und Speicherfähigkeit der Fettzellen wiederherzustellen.

Eine Maßnahme sollte daher darauf ausgerichtet sein,
- die überladenen Fettzellen zu entlasten,
- gefährliches Bauchfett abzubauen,
- Organfett, vor allem in der Leber und in den Muskeln, zu verbrennen,
- Muskelmasse zu schützen, besser noch aufzubauen,
- die Insulinsensitivität zu steigern,
- die Insulinresistenz zu durchbrechen,
- den Insulinspiegel zu senken und
- Entzündungen einzudämmen

Diese Effekte können mit folgenden Maßnahmen erreicht werden, die im Folgenden näher erläutert werden:
- Mehr Bewegung im Alltag (Seite 68)
- Kraftsport integrieren (Seite 72)
- Kardiofitness steigern (Seite 73)
- Auf keinen Fall zunehmen (Seite 76)
- Besser noch: abnehmen, aber richtig (Seite 76)
- Gesund abspecken, ohne abzunehmen (Seite 79)
- Esspausen machen – Intervallfasten (Seite 95)
- Nährstoffdefizite ausgleichen (Seite 98)
- Stress abbauen (Seite 99)
- Selber kochen (Seite 100)

Mehr Bewegung im Alltag

Wie schon mehrfach erwähnt, haben TOFIs nicht nur einen hohen Körperfettanteil, sondern auch eine niedrige Muskelmasse und eine schlechte Fitness. Das Ziel sollte es daher sein, durch mehr körperliche Aktivität Muskeln aufzubauen und zu kräftigen, die Gesundheit zu verbessern, gefährliches Bauch- und Organfett abzubauen und die kardiorespiratorische Fitness (KRF) zu steigern.

Im Folgenden wollen wir Ihnen die wichtigsten Maßnahmen für einen aktiveren und gesünderen Lebensstil aufzeigen. Keine Angst, Sie müssen nicht von heute auf morgen zum Leistungssportler konvertieren. Wenn Sie Ihr Bewegungspensum Schritt für Schritt gemäß der von uns hier aufgeführten Maßnahmen-Reihenfolge steigern, dann werden Sie selbst als Bewegungsmuffel oder Sportverächter ohne Überforderung ein »bewegteres« Leben führen.

Machen Sie regelmäßige Sitzpausen!

Damit meinen wir nicht, dass Sie im Sitzen eine Pause machen sollen, sondern sich regelmäßig über den ganzen Tag verteilt eine Pause vom Sitzen nehmen sollten. Die Wissenschaft ist sich einig – ununterbrochenes Sitzen ist eine eigenständige Gesundheitsgefahr. Selbst wenn Sie regelmäßig moderat Sport machen, lässt sich das Risiko, das vom Dauersitzen ausgeht, nicht komplett kompensieren.

»Sitzpausen« wirken sich günstig auf diverse Stoffwechselparameter wie den Blutzucker und die Triglyceride aus. Al-

Unser Tipp

Überlegen Sie sich, welche Aufgaben oder Erledigungen Sie im Büro oder zu Hause statt in der sitzenden in der stehenden Position ausführen können. Das mögen Telefonate sein, die Sie umherspazierend führen oder die Tagesschau, die Sie im Stehen, auf der Stelle tretend, anschauen.

lerdings reicht es nicht aus, zwischendurch aufzustehen und starr stehen zu bleiben. Während der Sitzpause ist es wichtig, die Muskeln zu aktivieren. Die Sitzunterbrechungen sollten alle 30 Minuten für 5–10 Minuten erfolgen.

Damit Sie das Aufstehen nicht vergessen, ist es ratsam, Apps für das Smartphone oder die Smartuhr zu verwenden, die Sie immer wieder daran erinnern, sich zu erheben.

Bewegen Sie sich mehr im Alltag!

60–75 % unserer täglich verbrauchten Energie verbrennen wir in Ruhe. Weitere 8–15 % stammen aus dem thermischen Effekt unserer Nahrung. Das sind Energiekosten, die durch die Verdauung und Verwertung unserer Mahlzeiten entstehen. Auf diese beiden Bereiche haben wir nur wenig Einfluss.

Investieren Sie 5 Minuten pro Tag!

Große Bevölkerungsstudien zeigen, dass 5–10 Minuten Joggen pro Tag, selbst bei geringer Intensität, oder 15 Minuten Walking das Sterblichkeitsrisiko insgesamt und das Risiko kardiovaskulärer Erkrankungen deutlich senken kann. Das ist ein geringer zeitlicher Aufwand für einen im Verhältnis großen Gesundheitsnutzen. Joggen Sie zum Beispiel bequem zum Bus oder nutzen Sie die Mittagspause für einen strammen Spaziergang.

Ein weiterer Energiefresser ist die körperliche Aktivität, die beim Durchschnittsmenschen und Nicht-Sportler mit 10–15 % vom Gesamtenergieverbrauch einen nennenswerten und stark beeinflussbaren Anteil übernimmt. Dabei muss man unterscheiden zwischen sportlichen Aktivitäten und Alltagsbewegungen.

Zu den sportlichen Aktivitäten zählen z. B. Joggen, Rennradfahren oder Aerobic. Je häufiger und intensiver man trainiert, desto höher ist ihr Anteil am täglichen Gesamtenergieverbrauch. Bei sportlich sehr aktiven Menschen kann er 15 bis 30 % betragen. Bei Bewegungsmuffel dagegen geht der Anteil gegen null. Selbst moderater Sport, wenn er zweimal pro Woche eine halbe Stunde getrieben wird,

hat nur wenig Einfluss auf den täglichen Energieverbrauch. Wer also mehr Energie verheizen möchte, muss entweder häufiger und intensiver trainieren oder auf NEAT setzen.

NEAT heißt das Zauberwort

NEAT steht für »Non Exercise Activity Thermogenesis« und meint den Energieverbrauch durch alle körperlichen Aktivitäten im Alltag, die kein Sport sind. Dazu gehören Bewegungen des täglichen Lebens, die in der Arbeit und der Freizeit stattfinden. Hierzu zählen Stehen, Gehen, Einkaufen, Singen, Lachen, Haus- und Gartenarbeit, Treppensteigen sowie unbewusste spontane kleine Bewegungen wie das Gestikulieren mit Händen und Füßen beim Sprechen, das Tippen mit den Fingern auf der Tischplatte, das Wippen mit den Beinen, das Zappeln mit den Füßen, ja sogar das Kaugummikauen.

NEAT ist eine bisher unterschätzte, aber vielversprechende Methode, mit der man seinen täglichen Energieverbrauch signifikant steigern kann. Besonders für Menschen, die sich schwertun, Sport zu treiben, kann die Erhöhung von Alltagsbewegungen eine einfache, leicht in den Alltag integrierbare und effektive Methode sein, sich etwas Gutes zu tun.

Alltagsbewegungen helfen,
- die Gesundheit zu verbessern,
- den Energieverbrauch anzukurbeln,
- den Diäterfolg zu steigern,

- einer Gewichtszunahme entgegenzu-
  wirken oder einfach,
- langfristig sein Gewicht zu halten.

Der Beitrag von NEAT am Gesamtenergieverbrauch kann stark variieren – so
beträgt er 6–10 % bei einem eher sitzenden Lebensstil und kann bei sehr aktiven Menschen, die zum Beispiel körperlich harte Arbeit verrichten, bis zu 50 %
des Gesamtenergieverbrauchs ausmachen. Folglich kann NEAT bei zwei Personen gleicher Statur um bis 2000 kcal pro
Tag variieren, je nachdem ob jemand ein
Schreibtischtäter ist oder auf dem Bau
arbeitet.

Empfohlen wird, etwa 2,5 Stunden pro
Tag mit nicht sportlichen Alltagsbewegungen zu verbringen. Damit lässt sich
der Energieverbrauch zusätzlich um 280
bis 350 Kilokalorien pro Tag und um
2000 bis 2500 Kilokalorien pro Woche
erhöhen.

Mehr NEAT für Schreibtischtäter – so geht's

Gehen Sie in Gedanken Ihren Tagesablauf
durch – vom Aufwachen bis zum Schlafengehen: In welche Ihrer Alltagssitua-
tionen können Sie mehr Körpereinsatz
integrieren?

- Wie wäre es morgens nach dem Aufstehen mit etwas Stretching und ein paar
  Kniebeugen zum Wachwerden?
- Bleiben Sie beim Zähneputzen nicht
  starr stehen. Wechseln Sie beim Sitzen
  häufiger die Position, und strecken und
  winkeln Sie Ihre Beine immer wieder
  aus und an.
- Parken Sie das Auto ein paar Meter
  weiter weg vom Büro.
- Fahren Sie häufiger mit dem Fahrrad zu
  Arbeit oder zum Einkaufen.
- Steigen Sie eine Haltestelle früher aus
  und laufen Sie die restliche Wegstrecke.
- Gehen Sie nach dem Mittagessen ein
  paar Minuten spazieren.
- Beim Telefonieren können Sie umher-
  laufen und kurze Mitteilungen an Kollegen sollten Sie persönlich überbrin-
  gen statt via E-Mail.
- Nutzen Sie die weiter weg gelegene
  Toilette. Nehmen Sie immer die Treppe
  und meiden Sie Aufzüge oder Rolltrep-
  pen.
- Erledigen Sie das eine oder andere auch
  mal zu Fuß.
- Laufen oder joggen Sie vor dem Abendessen ein paar Minuten um den Block.
- Nutzen Sie beim Filmschauen die Wer-
  beunterbrechungen, um das Tanzbein
  zu schwingen.
- Jede Form von Hausarbeit kann NEAT
  steigern.

Sie sehen, es gibt viele Möglichkeiten,
seinen Bewegungsapparat selbst ohne
schweißtreibende Übungen zu aktivieren.

»Tracken« Sie Ihre körperlichen Aktivitäten!

Es gibt inzwischen zahlreiche Apps für
Smartphones oder -uhren, mit denen Sie
alle möglichen körperlichen Aktivitä-

ten wie Treppensteigen, Hausarbeit oder Spazierengehen aufzeichnen können. Auch die Anzahl der Schritte, die Sie pro Tag zurücklegen, können Ihnen die integrierten Pedometer verraten. Sie haben Ihren digitalen Coach sozusagen immer in der Tasche oder am Handgelenk – über Motivationsnachrichten und Auszeichnungen treibt er Sie täglich an, Ihr Bewegungsziel zu erreichen. Wie viele Schritte sind ideal? In einer US-Beobachtungsstudie hatten diejenigen Teilnehmer, die täglich weniger als 4000 Schritte gingen, das höchste Sterberisiko. Das Risiko sank mit zunehmender Schrittzahl und war am geringsten bei denjenigen, die 12 000 Schritte und mehr gingen. Die Intensität hatte dabei keinen Einfluss auf das Risiko.

Nach dem Abspecken erst recht auf NEAT achten!

Wenn es Ihr Ziel ist, abzuspecken, dann machen Sie sich bewusst, dass jedes abgenommene Kilo zu einer Gegenreaktion des Körpers führt. Eine davon ist die spontane Abnahme von NEAT. Das macht unser Körper, um Energie zu konservieren und uns vor einer weiteren Gewichtsabnahme zu schützen. Als Folge droht eine Gewichtszunahme. Deswegen: Behalten Sie NEAT im Auge und »tracken« Sie Ihre Schritte!

Kraftsport integrieren

Eine gute Nachricht: Muskelaufbau ist zu jeder Zeit bis ins hohe Alter möglich. Und die noch bessere Nachricht – das geht relativ schnell. Ab 50 verliert man pro Jahr ungefähr 400 g Muskelmasse, vor allem bei körperlicher Inaktivität. Das sind 1,2 kg in 3 Jahren. Man braucht aber nur 3 Monate zwei- bis dreimal Mal pro Woche Gewichte zu stemmen, um diesen Verlust wieder auszugleichen.

Krafttraining erhöht den Grundumsatz – jedes zusätzliche Kilogramm Muskelmasse, das auch weiterhin trainiert wird, erhöht den Ruheenergieverbrauch um 20 kcal/Tag. Hinzu kommt, dass durchs Widerstandstraining die Muskulatur »verletzt« wird. Die darauffolgende Reparaturarbeit ist energieaufwendig. Nach einer Session Krafttraining können Untrainierte, je nach Trainingsintensität, in Ruhe und selbst wenn sie schlafen, etwa 3 Tage lang 5–9 % mehr Energie verheizen.

Kurzum: Einmal trainieren bedeutet 3 Tage profitieren. »Nachbrenneffekt« wird dieses Phänomen genannt. Wer dranbleibt und regelmäßig Gewichte hebt, kann pro Tag 100 kcal mehr verbrennen, selbst an inaktiven Tagen.

Kein TOFI mehr nach 10 Wochen? Krafttraining macht's möglich

Dass Krafttraining für TOFIs ideal ist, konnten brasilianische Wissenschaftler zeigen. Für die Studie sollten 10 »sesshafte« weibliche TOFIs im Alter zwischen 30 und 45 mit einem durchschnittlichen Körperfettgehalt von 45 % zehn Wochen lang dreimal pro Woche ein Zirkel-Kraft-training durchlaufen. Untersucht wurden diverse Stoffwechselparameter sowie die Körperzusammensetzung. Am Ende der Studie konnten die Frauen 5 kg Magermasse zulegen und 25 % Körperfett abbauen und ihren Nüchternblutzucker signifikant senken. Nach 10 Wochen verwandelten sich 30 % der Teilnehmerinnen sogar in »echte« Schlanke, wobei 30 % Körperfett als Grenzwert genommen wurde.

Darum Krafttraining

Krafttraining hat weitreichende gesundheitliche Effekte, die für TOFIs sehr wichtig sind. Muskeln aufzubauen, bedeutet auch den Zucker bzw. die Kohlenhydrate aus dem Essen besser »handeln« zu können. Die Muskelzellen reagieren wieder empfindlicher auf Insulin, der Zucker aus dem Blut kann folglich wieder schneller eingeschleust werden. Ein intensiv arbeitender Muskel verbrennt den in ihm gespeicherten Zucker und sorgt dafür, dass die »übervollen« Glykogenspeicher zwischen den Mahlzeiten geleert werden. Somit hat der Zucker aus dem Essen nicht nur wieder mehr Platz, die Tanks werden auch vergrößert. Widerstandstraining hat darüber hinaus einen positiven Effekt auf die Knochendichte und verbessert das Blutfetteprofil.

Krafttraining plus Eiweiß – unschlagbares Duo

Wie schon oben beschrieben, muss sich der Muskel nach intensivem Wider-

> ## Unser Tipp
>
> Krafttraining braucht nicht zwangsläufig Hanteln und andere Trainingsgeräte, es braucht nicht mal ein Fitnessstudio. Im Prinzip können Sie überall mit ihrem eigenen Körpergewicht trainieren – zu Hause oder draußen unter freiem Himmel. Es gibt viele Apps, Videos und Bücher mit tollen Kraftübungen – mit und ohne Equipment.

standstraining regenerieren, was mit der richtigen »Nahrung« zu einem effektiveren Muskelaufbau führt. Idealerweise sollte man 20–30 Gramm hochwertiges Protein (Molkenprotein) vor oder nach dem Training zu sich nehmen, um den Muskel optimal bei der Regeneration zu unterstützen.

Kardiofitness steigern

Wie schon im Kapitel »Kardiorespiratorische Fitness« (Seite 66) erläutert, ist eine verminderte kardiorespiratorische Fitness (KRF), also die Funktionsfähigkeit von Herz und Lunge, charakteristisch für TOFIs. Da eine gute Ausdauerfähigkeit wichtig für die Herzgesundheit ist, sollte ein wichtiges Therapieziel daher sein, diese zu verbessern. Die KRF wird als maximale Sauerstoffsättigung angegeben (VO_2max), und um diese zu steigern, muss man sein Herz regelmäßig fordern und die Herzfrequenz hochtreiben.

Eine klassische Methode, seine VO_2max zu steigern, ist regelmäßiges moderates oder intensives Ausdauertraining wie z. B. Joggen, Radfahren oder Schwimmen von mindestens 30 Minuten, besser 60 Minuten. Diese Methode ist jedoch sehr zeitintensiv und für viele »Bewegungsmuffel« oft eine Hürde, was die Motivation, sich regelmäßig sportlich zu betätigen, schmälert.

Alternativ dazu hat sich in den letzten Jahren das Hoch-Intensive-Intervall-Training (HIIT) etabliert. Hierbei wechseln sich hochintensive Intervalle (80–95 % der maximalen Herzfrequenz) mit aktiven Erholungsphasen (40–60 % der maximalen Herzfrequenz) ab. Die Trainingsdauer beträgt je nach HIIT-Methode 10–30 Minuten. Ähnlich wie beim Krafttraining ist nach einer HIIT-Session der Energieverbrauch gegenüber einem regulären Ausdauertraining noch über mehrere Stunden erhöht, was für den Fettabbau nützlich ist.

Vorteile von HIIT
HIIT ist zeitsparend und hocheffektiv. In kurzer Zeit lassen sich mindestens genauso gute Gesundheits- und Trainingseffekte erzielen wie mit der klassischen Ausdauer-Trainingsmethode. Hinsichtlich der KRF ist HIIT jedoch in den meisten Studien dem Ausdauertraining sogar überlegen, und zwar nicht nur bei

Gesunden. Auch Diabetiker oder Menschen mit koronaren Herzkrankheiten können ihre VO_2max mit HIIT schneller und stärker erhöhen.

HIIT kann man im Fitnessstudio auf dem Laufband, auf dem Fahrrad oder Rudergerät betreiben, aber auch draußen beim Joggen oder im Schwimmbad. Selbst für zu Hause gibt es eine riesige Auswahl an Apps mit tollen HIIT-Übungen.

Das HIIT-Grundprinzip:
- Hochintensives Intervall: z. B. 20–60 Sekunden trainieren bis zur Belastungsgrenze (80–95 % der maximalen Herzfrequenz), zum Beispiel Rennen, Seilhüpfen oder Treppensteigen.
- Erholungsphase: 1–3 Minuten mit 40–60 % der maximalen Herzfrequenz, zum Beispiel lockeres Walken oder Gehen.

Das gesamte Training sollte am Anfang etwa 10–12 Minuten dauern und kann dann gesteigert werden auf 15–20 Minuten. Zwischen zwei HIIT-Sessions sollten zwei Tage Pause zur Regeneration liegen. Folglich sind 2–3-mal HIIT pro Woche ideal.

»Tracken« Sie Ihren VO_2max-Wert!
Die Ermittlung der KRF erfolgt normalerweise mittels Atemgasanalyse im Rahmen der Leistungsdiagnostik, was sehr

BEWEGUNGSMAßNAHMEN:
SO STEIGERN SIE IHRE FITNESS

SITZPAUSEN

alle 30 Min für 5–10 Min

So geht's
- beim Telefonieren durchs Büro gehen
- Kollegen besuchen statt eine Email zu schreiben
- locker auf der Stelle treten

Das bringt's
- verbessert den Zuckerstoffwechsel

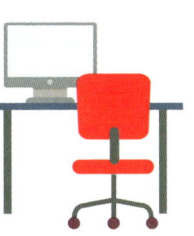
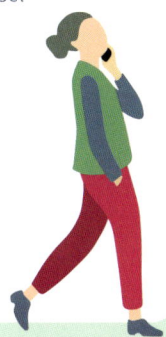

NEAT*

2,5 h pro Tag

So geht's
- stehen/strecken
- gehen
- einkaufen
- viel zu Fuß erledigen
- singen (z.B. unter der Dusche)
- Haus- und Gartenarbeit erledigen
- Treppen steigen
- Rad fahren
- gestikulieren mit Händen und Füßen
- wippen mit den Beinen
- zappeln mit den Füßen unter dem Tisch

Das bringt's
- erhöht den Energieverbrauch

* Non Exercise Activity Thermogenesis

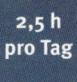
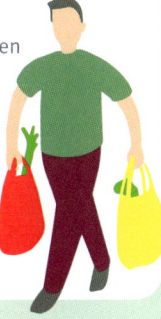

KRAFTTRAINING

2–3 Mal pro Woche

So geht's
- das eigene Körpergewicht für Krafttraining nutzen

Das bringt's
- schützt vor Muskelabbau
- unterstützt den Muskelaufbau
- ist ein effektiver Bauchfettkiller
- erhöht den Energieverbrauch selbst an trainingsfreien Tagen
- verbessert den Zuckerstoffwechsel

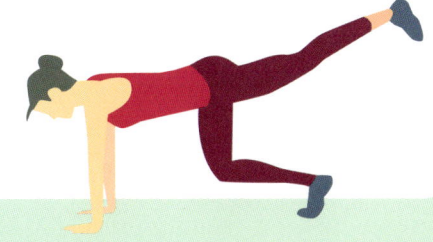

HIIT*

2–3 Mal pro Woche für 10–20 Min

So geht's
- hoch mit dem Puls:
  Z. B. 1 Minute hüpfen, seilspringen, ...
- Runter mit dem Puls:
  1-2 Minuten locker walken

Das bringt's
- steigert die kardiorespiratorische Fitness (VO_2 max) und verbrennt gefährliches Bauch- und Organfett

* Hoch-Intensives-Intervall-Training

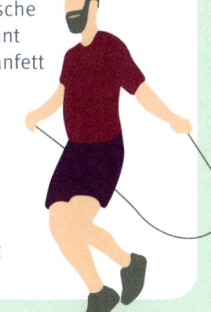

zeitaufwendig und kostspielig ist. Smartwatches und Pulsuhren zählen nicht mehr nur Schritte und geben Auskunft über verbrannte Kalorien, neuere Modelle ermitteln sogar die VO$_2$max. Dadurch kann man seine Leistungsentwicklung verfolgen, was eine große Motivationshilfe ist.

Gefährliches Bauch- und Leberfett abbauen durch Sport

Jeder, der schon mal versucht hat, nur durch Sport abzunehmen, weiß, wie schwierig es ist. Man muss schon fast täglich schweißtreibende Trainings absolvieren, um den Zeiger auf der Waage in die gewünschte Richtung zu schieben. Und je schlanker man ist, desto unwahrscheinlicher ist es, dass man allein durch Sport Gewicht verliert. Sport ist somit kein Kilokiller, dafür aber ein sehr effektiver Bauchfett-Burner. Es greift besonders effektiv das gefährliche viszerale Fett, das in der Bauchhöhle sitzt, an – selbst wenn Sie kein Gramm abnehmen. Jede Sportart hilft dabei, seinen Speck in der zentralen Problemzone abzubauen, wobei Ausdauer- und HIIT dem Krafttraining eher überlegen sind. Zum Abbau von Leberfett scheint das HIIT-Training am effektivsten zu sein.

Auf keinen Fall zunehmen

Wer sich weiterhin den ganzen Tag die Pobacken platt sitzt und mehr isst, als er verbraucht, wird mit hoher Wahrscheinlichkeit an Gewicht zulegen und die ohnehin schon mit Fett überladenen Fettzellen noch mehr stressen. Vor allem ab 40, wenn die Fettmasse zulasten der Muskelmasse zunimmt, sollte man besonders Acht geben und sein Gewicht kontrollieren, denn wie schon zuvor erklärt, sorgt die begrenzte Fettspeicherkapazität eines TOFIs dafür, dass bereits ein geringer Energieüberschuss als Fett in Richtung Bauchhöhle und Organe umgeleitet wird. Deswegen sollte ein Energiegleichgewicht, besser aber noch ein dauerhaftes, leichtes Kaloriendefizit, das knapp unter dem Energiebedarf (–50 bis –150 kcal) liegt, angestrebt werden.

Besser noch: abnehmen, aber richtig

Wenn übergewichtige Menschen stoffwechselkrank sind, lautet das primäre Therapieziel: Abspecken! Zahlreiche Studien haben inzwischen gezeigt, dass ein Gewichtsverlust von 5–10 % bei Übergewichtigen mit einer deutlichen Verbesserung des Stoffwechselprofils einhergeht. Vor allem die gefährlichen Fettdepots in der Bauchhöhle, aber auch in den Organen werden gleichzeitig relativ schnell entfettet.

Dass viszerales Fett sehr schnell auf ein akutes Energiedefizit reagiert, ist aus evolutionsbiologischer Sicht sinnvoll: Bei Nahrungsknappheit war das Eingeweidefett überlebenswichtig, da es aufgrund seiner anatomischen Lage eine sofort verfügbare Energiequelle für andere Organe darstellte. In physiologischen Mengen hat viszerales Fett somit auch Vorteile.

Heute besitzen viele Menschen, Dicke wie Dünne, zu viel davon. Bei dem heutigen Lebensstil mit wenig Bewegung und permanenter Nahrungszufuhr verliert das Bauchfett seine positiven Eigenschaften als schneller Energielieferant. Ein Gutes ist jedoch erhalten geblieben: Viszerales Fett lässt sich nach wie vor durch ein Energiedefizit, sprich Diät, abbauen. Eine akute und radikale Einschränkung der Kalorienzufuhr, besonders effizient mit Einsatz von Formula-Mahlzeiten – sogenannte Very Low Calorie Diets, führt bei Übergewichtigen in den ersten 3–4 Wochen nicht nur zu einer schnelleren anfänglichen Gewichtsabnahme, sondern auch zu einem bevorzugten Abbau von unerwünschtem Bauch- und Leberfett.

Abspecken erhöht die Insulinsensitivität

Dass das Abspecken die Insulinsensitivität im Fettgewebe, aber auch in den Muskeln und der Leber erhöht, ist hinreichend bekannt. Doch wie genau geschieht das? Wissenschaftler haben jetzt eine mögliche Erklärung hierfür. Durch das Zurückgreifen auf die fette Energiereserve schrumpfen die Fettzellen – wie ein Ballon, aus dem die Luft rausgelassen wird. Je stärker sie schrumpfen, desto größer die Auswirkung auf die Insulinsensitivität.

Was aber, wenn jemand laut BMI zwar normales Gewicht hat, aber exakt die gleichen Problemzonen besitzt wie ungesunde Fettleibige – sprich zu viel Bauch- und Organfett eingelagert hat? Wie sinnvoll ist es dann, dieses relativ geringe Gewicht weiter zu reduzieren?

Dass TOFIs mit ihrem entgleisten Stoffwechsel durchaus von einer moderaten Gewichtsabnahme von 5 % profitieren, konnten Wissenschaftler aus Singapur 2018 das erste Mal zeigen. Die überfetten schlanken Probanden reduzierten ihre Kalorienzufuhr um täglich ca. 500 kcal, indem sie das Mittag- oder Abendessen durch eine kalorienarme Mahlzeit ersetzten. In 6–16 Wochen erreichten alle Teilnehmer die angestrebten 5 % Gewichts-

Fazit

Diese Studie zeigt, dass sich bereits durch einen geringen Verlust von »gefährlichem« Körperfett auch bei »schlanken Übergewichtigen« relativ schnell viele ihrer Stoffwechselstörungen beheben lassen. Dadurch lässt sich das Gesundheitsprofil verbessern und das Risiko für ernste Erkrankungen deutlich senken.

verlust. Durchschnittlich waren es gerade mal 3 Kilo weniger auf der Waage, was einem Verlust von 9 % Fettmasse entsprach. Aber dieses Minus von wenigen Pfunden hatte enorme Auswirkungen auf die Entfettung der relevanten Gewebe: Das gefährliche versteckte Bauchfett (minus 11 %) sowie das Leberfett (minus 50 %) konnten signifikant abgebaut werden. Dadurch wurde die Insulinsensitivität gesteigert und folglich auch die Zuckeraufnahme in die Zellen verbessert. Zudem sanken diverse Risikofaktoren wie der Nüchtern-Insulinspiegel, die Triglyzeride und die freien Fettsäuren, was für eine gesteigerte Insulinsensitivität spricht.

Ein kleiner Wermutstropfen: Die Teilnehmer nahmen auch an Muskelmasse ab. Dies hätte möglicherweise verhindert werden können, wenn Krafttraining und eine höhere Eiweißzufuhr Bestandteil der Therapie gewesen wären.

Abnehmen birgt auch Risiken – vor allem für Schlanke

Grundsätzlich gilt: Jede Diätstrategie, die zu einem Kaloriendefizit führt, ist wirksam und zapft Fettreserven im Bauch und in der Leber an.

Doch muss man auch immer bedenken, dass beim Abnehmen nicht nur das Körperfett schmilzt, sondern auch Muskelmasse verbrannt wird. Und: Je schlanker eine Person ist und je mehr sie abnimmt, desto mehr wertvolle Muskelmasse kann

verloren gehen – wenn man es falsch angeht. Ein Dilemma für einen ohnehin schon eher »muskelfreien« TOFI, denn ein übermäßiger Abbau von Muskelmasse hat gleich mehrere Nachteile.

Diese Nachteile sind:
- Der Zuckerspeicher wird verkleinert, was die Insulinresistenz fördert.
- Der Energieverbrauch wird gesenkt.
- Der Appetit kann gesteigert werden, was zu einer erhöhten Kalorienaufnahme führen kann.
- Es kann zum Fat-Overshooting (siehe Kapitel »Fettgewebe in Flammen«, Seite 35) kommen, wodurch man nach der Diät mehr Körperfett draufpackt, als zuvor abgespeckt wurde.
- Es kann zu einem zu starken Abbau der Knochensubstanz kommen. Aus diesem Grund sollten gefährdete Personen wie ältere TOFIs sowie Frauen nach der Menopause, die ein erhöhtes Risiko von Sarkopenie (definiert als niedrige Muskelmasse und gestörte Muskelfunktion) und Osteoporose haben, weder eine starke Kalorienreduktion noch einen hohen Gewichtsverlust anstreben.

Beim Abnehmen sollten TOFIs unbedingt auf einen optimalen Muskelschutz achten:
- Kalorien nicht radikal reduzieren: Minus 300–500 kcal/Tag sind genug.
- Nicht zu viel abnehmen: 2–5 Kilogramm reichen aus.
- Eiweiß zuführen: täglich 1,2–1,6 g Eiweiß pro kg Körpergewicht sind ein Muss.

- Krafttraining integrieren: 2–3 Mal pro Woche Gewichte stemmen.

Gesund abspecken, ohne abzunehmen

Um durchschnittlich drei Kilogramm abzunehmen, brauchten die Teilnehmer in der schon beschriebenen Studie zwischen 6 und 16 Wochen. Bei schlanken Menschen purzeln die Pfunde eben nicht so schnell. Es kann ziemlich demotivierend sein, wenn kein Erfolg auf der Waage zu sehen ist. Abzuspecken ist zwar eine wirksame Therapieoption für TOFIs, aber nicht die einzige. Auch hier gilt: Viele Wege führen zum Ziel.

Wie bereits erläutert, kann allein die körperliche Aktivität, auch ohne Gewichtsverlust, die Gesundheit der scheinbar Normalgewichtigen verbessern. Aber auch mit der richtigen Ernährung kann man an den richtigen Stellen »abspecken«, das heißt Fett abbauen und seinen Stoffwechsel auf Vordermann bringen, ohne ein Gramm Gewicht dafür zu lassen. Gut geeignet ist hier eine mediterrane, proteinbetonte Ernährung oder Low-Carb, am besten in Kombination als mediterranes Low-Carb.

Mediterrane Ernährung beugt vor

Die Mittelmeerdiät, die auch als die gesündeste Ernährungsweise der Welt angepriesen wird, besitzt nicht nur das Potenzial, die Gesundheit zu erhalten, sondern die Erkrankungsrate von potenziell gefährdeten Menschen sowie deren erhöhtes Sterblichkeitsrisiko durch Herz-Kreislauf-Erkrankungen zu senken.

Bei »Mittelmeerküche« denken sicherlich viele erst einmal an Italien, Spanien und Griechenland. Der Mittelmeerraum umfasst aber nicht nur Südeuropa, sondern auch Nordafrika wie Marokko sowie die Länder in Vorderasien, zu denen beispielsweise Syrien und Israel gehören. Folglich variiert die mediterrane Ernährungsweise der Mittelmeerländer, was eine einheitliche Definition der »traditionellen mediterranen Ernährung« erschwert.

Es gibt aber Lebensmittel, die für alle Regionen charakteristisch sind und somit die gemeinsame Basis der Mittelmeerkost bilden: Auf dem Speiseplan dieser Länder findet man täglich größere Mengen frisches und saisonales Gemüse, Salat und Obst, das großzügig mit nativem Olivenöl zubereitet wird. Gewürzt wird alles mit landestypischen frischen Kräutern und Gewürzen. Nüsse werden täglich als Snack geknabbert, Fisch und Meeresfrüchte gehören mehrmals pro Woche auf dem Teller.

Viel Vollkorngetreide und Hülsenfrüchte sowie ein moderater Umgang mit Milchprodukten, Käse, Eiern, Geflügel und Lammfleisch und Wein sind charakteristisch für viele Mittelmeerländer.

Die traditionelle mediterrane Ernährung ist fett- und kohlenhydratbetont sowie eiweißmoderat. Sie setzt vor allem auf natürliche Lebensmittel und schonende Zubereitungsarten, meidet stark verarbeitetes Junk-Food, raffinierte Kohlenhydrate und Süßigkeiten.

Sie ist vollgepackt mit
- zellschützenden, entzündungshemmenden und probiotisch wirkenden Substanzen,
- reich an satt machenden und darmgesunden Ballaststoffen sowie
- hochwertigen gefäß- und organschützenden Fettsäuren.

Low-Carb – bei Insulinresistenz ein Muss

Die Low-Carb-Ernährung unterscheidet sich von der klassischen mediterranen Kost im Kohlenhydrat- und Eiweißgehalt. Kohlenhydrathaltige Lebensmittel wie Nudeln, Kartoffeln und Brot werden reduziert, dafür werden stärke- und zuckerarme Beilagen wie Gemüse, Salate, Pilze, Früchte, Hülsenfrüchte und Beeren und eiweißhaltige Lebensmittel wie Milchprodukte, Käse, Eier und Fleisch großzügiger integriert, als das in der traditionellen mediterranen Ernährung der Fall ist.

Es konnte schon in zahlreichen Studien nachgewiesen werden, dass insulinresistente Menschen mit metabolischem Syndrom sowie Diabetiker mit ihrem entgleisten Zuckerstoffwechsel selbst ohne Gewichtsabnahme von einer Low-Carb-Diät profitieren. Sogar eine Remission, also eine Art Umkehrung der Diabetes-Erkrankung, kann mit Low-Carb plus gleichzeitigem Gewichtsverlust erzielt werden. Auf alle Fälle können Diabetiker unter Low-Carb auch ohne Abzuspecken ihre Insulin- oder Medikamentendosis reduzieren oder ganz einsparen. Der Effekt ist dabei umso größer, je deutlicher die Kohlenhydrate reduziert werden.

Extreme kohlenhydratarme Diäten mit sehr hohem Fettanteil bezeichnet man als ketogene Ernährung. Erlaubt sind dann 20–50 g Kohlenhydrate pro Tag, die bereits mit einer Banane oder einer Scheibe Brot aufgenommen würden. In diesem Buch fokussieren wir uns aber auf eine moderatere Low-Carb-Form, die 80–130 g Carbs pro Tag erlaubt. Solche tollen metabolischen Effekte, wie man sie mit mediterranem Low-Carb erreicht, schafft keine Low-Fat-Diät, wenn nicht gleichzeitig die Pfunde purzeln. Die Datenlage zu den günstigen Effekten von Low-Carb ist inzwischen so überzeugend, dass die amerikanische Diabetesgesellschaft (ADA) 2019 Low-Carb als Option zur Diabetes-Therapie ausdrücklich empfiehlt. Sicherlich werden solche Empfehlungen auch in Deutschland bald folgen.

Mediterranes Low-Carb – die ideale Kombination für TOFIs

Es besteht kein Zweifel mehr: Zum »Entfetten« von insulinresistenten Körpern hilft die Mittelmeerkost besonders effizient, wenn gleichzeitig die Kohlenhydrate reduziert werden. Mit dieser Kombination aus mediterran und Low-Carb lässt sich das »verirrte« Fett in den Organen und im Bauch besonders effektiv abbauen, was den Zuckerstoffwechsel wieder effizienter arbeiten lässt.

So funktioniert mediterranes Low-Carb

In Hülle und Fülle Gemüse, Salat, Pilze und Obst

Gemüse, Salat, Pilze und Obst sind die Basis Ihrer neuen Ernährung. Während Sie bei Gemüse, Salat und Pilzen beherzt zugreifen können, empfehlen wir Ihnen, bei Obst die Kohlenhydratmenge etwas im Auge zu behalten. Viele Früchte enthalten größere Mengen an Zucker. Greifen Sie deshalb lieber zu Sorten mit geringem oder mittlerem Zuckergehalt. Dazu zählen: Beeren, Aprikosen, Wassermelonen, Zwetschgen, Pfirsiche, Zitrusfrüchte, Äpfel sowie Birnen.

So helfen Gemüse & Co, Ihre Gesundheit zu verbessern:

- Sie enthalten reichlich farbgebende sekundäre Pflanzenstoffe wie Flavonoide oder Carotinoide. Diese schützen Ihre Zellen und wirken entzündungshemmend. Je bunter Ihre Auswahl, desto mehr von diesen Substanzen nehmen Sie auf.
- Sie strotzen nur so vor Mineralstoffen wie Magnesium, Kalium, Folsäure

> **Fazit**
>
> Eine Low-Carb-Ernährung kombiniert mit den vielen gesunden Zutaten der mediterranen Ernährung, bietet nicht nur einen idealen Schutz vor Fettleibigkeit und Folgeerkrankungen, sondern ist eine effektive Waffe zur Bekämpfung dieser Lebensstilerkrankungen und zwar unabhängig von einer Gewichtsabnahme.

– allesamt wichtig für ein gesundes Herz-Kreislauf-System.

- Bis auf einige Obstsorten enthalten sie wenige blutzuckerwirksame Kohlenhydrate, weshalb sie den Zuckerstoffwechsel entlasten.
- Sie sind aufgrund ihres hohen Wasseranteils von 85–95 % kalorienarm. Sie können sich folglich an ihnen satt essen, ohne einen Kalorienüberschuss befürchten zu müssen.
- Durch die enthaltenen Ballaststoffe sättigen die Lebensmittel dieser Gruppe gut.
- Sie sind das ideale Futter für unsere guten Darmbakterien. Beim Verwerten der im Gemüse & Co enthaltenen Ballaststoffe und sekundären Pflanzenstoffe produzieren unsere Darmbewohner gesundheitsfördernde, antientzündliche und sattmachende Stoffe. Außerdem schaffen sie ein Milieu, das dafür sorgt, dass sich die guten Bakte-

rien vermehren und die schlechten zu Grunde gehen.

Gemüse, Salate und Pilze sind Sättigungsbeilagen und sollten daher mengenmäßig 40–50 % Ihrer Mahlzeit ausmachen. Mindestens zweimal pro Tag sollten mindestens 300 g auf Ihrem Teller landen. Obst darf natürlich nicht fehlen. Genießen Sie täglich 150–200 g der oben genannten zuckerärmeren Sorten.

Eiweiß gesellt sich am liebsten zum Gemüse
Eiweiß ist ein lebenswichtiger Baustoff, den wir mit der Nahrung aufnehmen

müssen, weil wir ihn selbst nicht herstellen können. Er steckt in Milchprodukten, Eiern, Fleisch, Fisch und Meeresfrüchten. Gute vegetarische Eiweißquellen sind Hülsenfrüchte. Auch Nüsse, Pilze und Kohlgemüse enthalten eine nicht unbedeutende Menge an Eiweiß.

Eiweißreiche Getreidesorten sind Hirse und Haferflocken. In der Low-Carb-Ernährung sollte man bei diesen wegen ihres relativ hohen Stärkeanteils aber zurückhaltend zugreifen, zumindest solange eine Insulinresistenz besteht.

Eine eiweißreiche Diät lässt nicht nur die Pfunde besser purzeln, sondern ist auch am effektivsten gegen den Jo-Jo-Effekt. Eine optimale Eiweißzufuhr ist extrem

❖ Mediterrane Low-CARB Ernährungspyramide

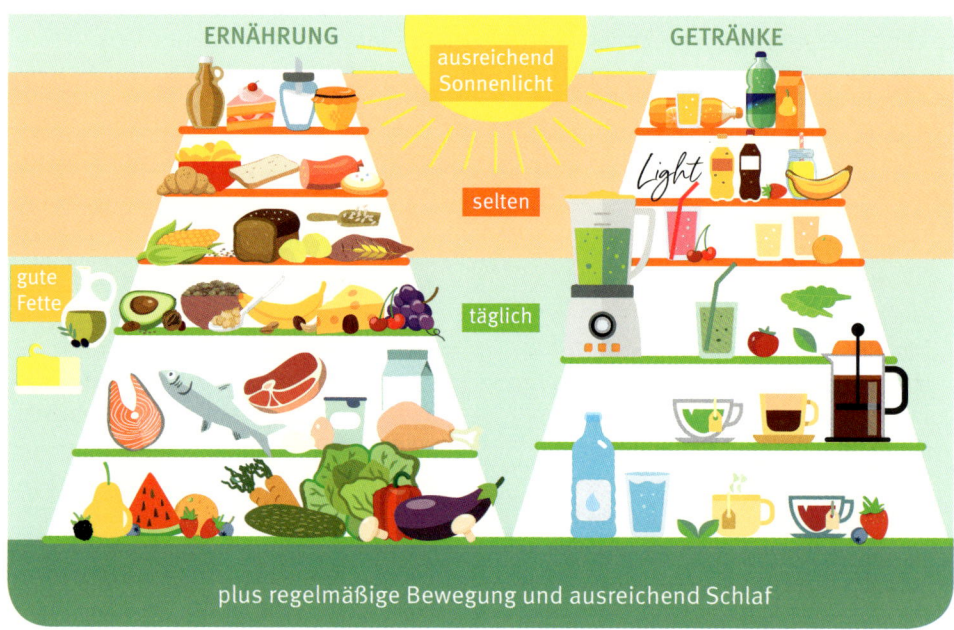

ERNÄHRUNG · ausreichend Sonnenlicht · GETRÄNKE

selten

Light

gute Fette

täglich

plus regelmäßige Bewegung und ausreichend Schlaf

Unser Tipp

Eiweiß gehört zu jeder Mahlzeit. Es ist mit einem Anteil von 30–40 % die zweitgrößte Komponente auf Ihrem Teller. 1,2–1,6 g Eiweiß pro Kilogramm Körpergewicht bieten einen guten Muskelschutz. Bei einem Gewicht von 65 kg ergibt sich, bei einer Zufuhr von 1,2 g Eiweiß pro kg Körpergewicht eine Gesamtmenge von etwa 80 Gramm Eiweiß, die Sie am besten auf drei Mahlzeiten verteilen. Idealerweise sollten Sie mit jeder Mahlzeit 20–40 Gramm

Eiweiß aus tierischen und pflanzlichen Quellen aufnehmen. Pflanzliche Eiweißquellen liefern meistens viele Ballaststoffe und sekundäre Pflanzenstoffe. Tierische Eiweißquellen haben eine bessere Qualität und Verdaulichkeit und strotzen nur so vor Vitamin B_{12}, Thiamin (B_1), Zink und Eisen. Eine Übersicht über den Eiweißgehalt verschiedener Lebensmittel finden Sie in den nachfolgenden Tabellen.

wichtig, um einen diät- und altersbedingten Muskelabbau zu verhindern. Aber auch für TOFIs, die nicht abnehmen wollen, sondern nur ein Bodytuning anstreben, sprich inneres Fett abbauen und Muskelmasse zulegen wollen, profitieren am allermeisten von einer eiweißreichen Ernährung.

So hilft Eiweiß, Ihre Gesundheit und Ihre Figur zu verbessern:
- Eiweiß sorgt dafür, dass Sie nach dem Essen mehrere Stunden gesättigt sind, und wer länger keinen Hunger hat, isst folglich weniger.
- Seine Verdauung und Verwertung ist aufwendig, weshalb Eiweiß nach dem Essen den Energieverbrauch erhöht. Das ist hilfreich beim Abspecken.
- Es schützt Ihre Muskeln, vor allem, wenn Sie Gewicht reduzieren wollen.

- Zusammen mit Krafttraining ist es ein wichtiger Stimulator für den Muskelaufbau.
- Es fördert die Fettverbrennung.
- Es hat eine blutdrucksenkende Wirkung und steigert die Insulinsensitivität.
- Eiweißhaltige Lebensmittel sind meistens kohlenhydratarm, weshalb sie kaum Einfluss auf den Blutzuckerspiegel haben.

Hülsenfrüchte – nicht nur gute Eiweißlieferanten Hülsenfrüchte sind geniales Futter für die Darmbakterien. Sie enthalten eine nennenswerte Menge resistenter Stärke (RS), die viele positive Eigenschaften hat. Sie ist zum einen resistent gegen das Verdauungsenzym Alphaamylase im Dünndarm, wodurch sie unversehrt in den Dickdarm gelangt. Dort wird sie als

»Prebiotikum« von günstigen Darmbakterien verwertet. Der Gehalt an RS in Hülsenfrüchten variiert zwischen 1,7 g und 4 g pro 100 g gekochter Ware. Hülsenfrüchte sind optimale Nahrungsmittel für Insulinresistente.

Hülsenfrüchte wie gekochte Bohnen oder Linsen haben einen geringen Verarbeitungsgrad, das heißt, sie haben eine dichte und weitgehend intakte Zellstruktur, wodurch sie langsamer verdaut werden. Hinzu kommt, dass der hohe Eiweiß- und Ballaststoffgehalt sowie die darin enthaltene RS das Verdauungstempo zusätzlich verlangsamen. Obwohl Hülsenfrüchte, je nach Sorte, relativ viele Kohlenhydrate besitzen, führt ihr Verzehr aufgrund der optimalen Nährstoffkonstellation und ihrer natürlichen Matrix zu einer niedrigen Blutzucker- und Insulinreaktion.

Tierische Eiweißquellen: 20, 30 und 40 Gramm Eiweiß stecken in folgenden Lebensmitteln und Portionen

Lebensmittel	20 g Eiweiß	30 g Eiweiß	40 g Eiweiß
Fleisch	100 g	150 g	200 g
Wurst und Fleischwaren	100–130 g	140–200 g	190–260 g
Salzwasserfische	90–110 g	130–160 g	180–220 g
Süßwasserfische	100–130 g	140–200 g	190–260 g
Krabben, Garnelen, Tintenfisch	105 g	160 g	210 g
Muscheln	180 g	270 g	360 g
Eier	ca. 3 Stück	ca. 4 Stück	ca. 5 Stück
Milch, Joghurt	570 g	850 g	1140 g
Quark, Hüttenkäse, Frischkäse	140–200 g	210–300	280–400
Hartkäse (Appenzeller, Bergkäse, Emmentaler)	60 g	95 g	125 g
Mozzarella	100 g	150 g	200 g
Feta	120 g	170 g	230 g
Weich- und Schnittkäse	100 g	150 g	200 g
Brie, Butterkäse	100 g	150 g	200 g

Mehr Fett – nicht nur für den Geschmack
Mediterranes Low-Carb ist fettbetont, das erklärt auch, warum diese Ernährung so außerordentlich lecker ist. Fett ist eben ein Geschmackträger. Zudem brauchen wir Fett für die Aufnahme fettlöslicher Vitamine aus unserer Nahrung. Fett ist zwar der energiereichste Nährstoff, weshalb immer vor ihm als Dickmacher gewarnt wird. Fett essen hat aber nichts mit fett sein zu tun.

Im Gegenteil: Mit mehr Fett lässt es sich sogar ausgesprochen gut abnehmen. Entscheidend ist immer der Kontext: Kombiniert mit wasserreichen Lebensmitteln wie Gemüse, Fisch und Salat, wird die hohe Energiedichte des Fettes entschärft, zugleich erhöht sich aber die Sättigungswirkung und damit fällt das Fett im wahrsten Sinne des Wortes nicht ins Gewicht. Problematisch für die Figur sind hochkalorische Fett-Kohlenhydrat-

Pflanzliche Eiweißquellen: 20, 30 und 40 Gramm Eiweiß stecken in folgenden Lebensmitteln und Portionen

Lebensmittel	20 g Eiweiß	30 g Eiweiß	40 g Eiweiß
Samen und Kerne	60–100 g	85–150 g	115–200 g
Nüsse (Walnüsse, Haselnüsse, Paranüsse)	125 g	190 g	250 g
Mandeln, Pistazien	80–100 g	125–150 g	170–200 g
getrocknete Hülsenfrüchte wie Linsen, Kichererbsen, weiße Bohnen	80–100 g	120–150 g	160–200 g
Hülsenfrüchte aus der Konserve wie Kichererbsen, Cannellini, Kidneybohnen	280 g	425 g	570 g
Nudeln/Mehle aus Hülsenfrüchten, z. B. Linsennudeln	75–100 g	115–150 g	150–200 g
Tofu	150 g	225 g	300 g
Mandelmehl	40 g	60 g	80 g
Leinsamenmehl	55 g	80 g	110 g
Kokosmehl	100 g	150	200 g
Kohlgemüse/Pilze	500–650 g	750–1000 g	1000–1300 g

Bomben, die schlecht sättigen und meistens in Junk-Food wie Pizza, Croissants, Chips oder Donuts stecken.

Kohlenhydrate – weniger sind mehr für den TOFI-Stoffwechsel

Ein hoher Kohlenhydratkonsum bei gleichzeitig niedriger Eiweißzufuhr erhöht nach einer Studie das Risiko, zum TOFI zu konvertieren. Kohlenhydrate stecken in Brot, Kartoffeln, Nudeln und Reis in Form von Stärke. In Süßwaren sowie in gezuckerten Getränken liegen sie als Einfach- oder Zweifachzucker vor. Besitzt man insulinsensitive Fett-, Muskel- und Leberzellen, bewegt sich viel im Alltag und hält sich auch sonst durch Sport fit, dann können Kohlenhydrate bedenkenlos gegessen werden. Wenn jedoch wie bei den TOFI die Zuckerspeicher in der Muskulatur und der Leber voll sind, die Fettzellen überlaufen und man folglich insulinresistent ist, dann wäre es fahrlässig, bei den Kohlenhydraten ungebremst zuzuschlagen.

Bei Insulinresistenz sollten Sie Kohlenhydrate aus folgenden Gründen meiden:
- Stärke und Zucker haben eine starke Blutzuckerwirkung und lassen den Insulinspiegel in die Höhe schnellen.
- Hohe Insulinspiegel fördern die Fettbildung aus Kohlenhydraten im Fettgewebe und in der Leber und lassen den Blutzuckerspiegel zwei Stunden nach einer kohlenhydratreichen Mahlzeit rapide abfallen, wodurch Heißhunger ausgelöst wird.

- Sie verstärken die vorhandene Insulinresistenz.
- Besonders stark ist dieser Effekt durch den Genuss industriell verarbeiteter, ballaststoffarmer, »raffinierter« Kohlenhydratquellen wie Weißmehlprodukten, Reiswaffeln, Cornflakes, Pizza, Keksen & Co.
- Hülsenfrüchte, Gemüse und Obst enthalten zwar auch Kohlenhydrate. Sie haben jedoch aufgrund ihrer intakten Zellstruktur eine geringe Blutzuckerwirkung und sind daher unproblematisch.

Das heißt natürlich nicht, dass man sein Leben lang auf Stärke- und Zuckerhaltiges verzichten muss. Low-Carb heißt nicht No-Carb. Wenn Sie zu Ihrem Fisch mit Salat ein Stück Brot oder zwei kleine Kartoffeln essen, ist das völlig in Ordnung, solange es eine kleine Luxusbeilage und keine Sättigungsgrundlage wird.

Kohlenhydratverträglichkeit verbessern!
Setzen Sie die von uns empfohlenen Maßnahmen um, werden Ihre Zellen mit der Zeit wieder besser auf das Insulin ansprechen und können folglich schon mit geringeren Mengen dieses Hormons den Zucker aus dem Essen in die dafür vorgesehenen Speicher schleusen. Eine Ernährung mit weitgehend naturbelassenen Kohlenhydratquellen plus Bewegung ist der ideale Begleiter auf dem Weg zu einem gesunden Kohlenhydratgenuss.

Wir haben bereits deutlich gemacht, wie ungünstig sich hoch verarbeitete und raffinierte Kohlenhydrate auf den Zuckerstoffwechsel auswirken. Daher empfehlen wir Ihnen, diese zu meiden und lieber auf stärkehaltige Lebensmittel, die nicht so stark verarbeitet sind, zurückzugreifen. Das bedeutet: Vollkorn- statt Weißmehl, Natur- statt Basmatireis, Mais statt Popcorn, Pellkartoffeln statt Pommes frites oder Kartoffelbrei, Haferflocken statt Cornflakes. Roggen und Hafer haben von allen Getreidesorten die günstigste Blutzuckerwirkung, weshalb Sie diese bevorzugen sollten.

Kohlenhydrate essen, ohne den Zuckerstoffwechsel zu belasten Manchmal hat man einfach Lust auf einen Teller Nudeln oder auf eine Scheibe Brot. Für diese Fälle des »Nichtwiderstehenkönnens« haben wir ein paar Tipps für Sie zusammengestellt, die Ihnen Kohlenhydratgenuss ermöglichen, ohne dass Sie Ihren Zuckerstoffwechsel zu stark belasten.

Erst Kohlenhydratspeicher leeren, dann Kohlenhydrate essen! Sie sind auf einem Geburtstag eingeladen oder wollen mal wieder einen leckeren Teller mit Nudeln essen? Leeren Sie vorher Ihre Kohlenhydratspeicher in den Muskeln, indem Sie Sport treiben. Aber bitte etwas intensiver, damit auch wirklich das Glykogen, die Speicherform der Kohlenhydrate, zur Energiegewinnung genutzt wird. Der Sport macht nicht nur Platz für den Kuchen und die Pasta, sondern sorgt auch

dafür, dass diese besser in die Muskelzellen aufgenommen werden.

Kohlenhydrate bitte erst zum Schluss! Essen Sie Ihre Kartoffeln oder den Reis zum Schluss. Japanische Forscher konnten in einem Experiment nachweisen, dass die Testmahlzeit, in der zuerst das Gemüse, dann das Fleisch (oder umgekehrt) und am Ende der Reis verzehrt wurden, bei den Probanden eine signifikant geringere Blutzucker- und Insulinantwort zur Folge hatte als das Testessen, bei dem als Erstes die Kohlenhydrate zugeführt wurden. Ein weiterer Vorteil: Das Hungerhormon Ghrelin steigt dadurch erst später wieder an, was den »Kohldampf« längere Zeit fernhält. Mit dieser Erkenntnis kann man sein Dessert am Ende des Menüs schon fast ohne schlechtes Gewissen genießen, vorausgesetzt, Sie verzichten auf das Brot am Anfang.

Stärkehaltiges erhitzen und abkühlen Um die Blutzuckerwirkung von stärkehaltigen Lebensmitteln wie Kartoffeln, Reis oder Nudeln zu vermindern, kann man sich mit einem einfachen Trick behelfen: diese Lebensmittel kochen, dann abkühlen lassen und zum Beispiel als Nudel- oder Kartoffelsalat genießen. Aus der verdaulichen Stärke kann auf diese Weise etwa 10 % unverdauliche resistente Stärke gebildet werden. Auch für Weißbrot gibt es einen Trick: Am besten, man backt das Brot selbst, friert es dann ein, taut es wieder auf und toastet es anschließend – et voilà, die Blutzuckerreaktion lässt sich durch die sich im Brot gebildete resistente Stärke im Vergleich zum Verzehr des frischen Weißbrots signifikant senken.

Säure verlangsamt die Kohlenhydratverwertung Trinken Sie vor Ihrer kohlenhydrathaltigen Mahlzeit 20 ml Apfelessig in Wasser gelöst oder machen Sie Ihren grünen Salat mit Essig an, wenn Sie Weißbrot dazu essen wollen. Auch zum Kartoffel- und Nudelsalat passt Essig hervorragend und ergänzt zusätzlich die Wirkung der resistenten Stärke. Selbst sauer eingelegtes Gemüse zum Abend-

brot hilft, die Blutzuckerreaktion abzuschwächen. Die Säure verbessert auch die Insulinsensitivität in den Muskeln.

Die gilt vor allem, wenn Sie Sauerteigbrot essen. Durch den Fermentationsprozess werden organische Säuren gebildet, die die Aktivität des zuckerspaltenden Verdauungsenzyms herabsetzen. Dadurch wird die Blutzucker- und Insulinantwort abgeschwächt.

Stars der mediterranen Low-Carb-Ernährung

Wir wollen nun einen Blick auf besondere Lebensmittel werfen, die einen günstigen Stoffwechseleffekt haben, den Abbau von viszeralem Bauchfett unterstützen und die Gesundheit des Fettgewebes fördern.

Natives Olivenöl – Gesundheitseffekte pur
Das flüssige Gold spielt eine zentrale Rolle in der mediterranen Ernährung. Es ist reich an Ölsäure, enthält Vitamin E, Mineralstoffe und sekundäre Pflanzenstoffe wie Polyphenole, Sterole und Terpene. Polyphenole, allen voran Hydroxytyrosol, sind für die stark antioxidative, also zellschützende Wirkung, des Olivenöls verantwortlich. Olivenöl ist für TOFIs deshalb so interessant, weil es sämtliche metabolischen Baustellen im Zucker- und Fettstoffwechsel günstig beeinflusst: Es erhöht das gute HDL-Cholesterin und senkt die Triglyzeride, es

❤ Ihr mediterraner Low-Carb-Teller auf einen Blick

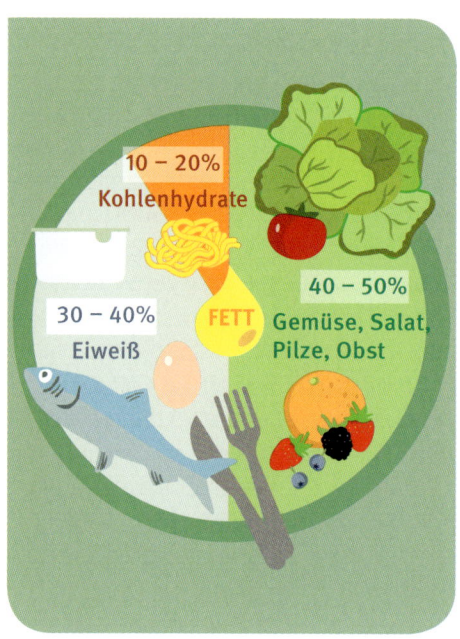

Unser Tipp

Gönnen Sie sich zu jeder Mahlzeit Fett, idealerweise in Form von extra nativem Olivenöl. Verwenden Sie so viel, dass Ihr Essen schmeckt, aber nicht im Öl schwimmt. 1–3 EL pro Mahlzeit sind eine gute Orientierung. Fettreiche Lebensmittel wie Nüsse oder Oliven sind ebenso gern gesehen und dürfen den Salat verfeinern oder als Snack den Appetit stillen. Auf andere pflanzliche Öle wie Sonnenblumen-, Maiskeim-, Distel-, Weizenkeim- oder Sojaöl sollten Sie allerdings lieber verzichten. Sie sind nicht nur raffiniert, sondern enthalten vor allem Omega-6-Fettsäuren, von denen wir schon genug aufnehmen und die in hohen Dosen potenziell entzündungsfördernd wirken können.

steigert die Insulinsensitivität, senkt den Blutzuckerspiegel nach dem Essen, hemmt die Kohlenhydratverdauung und somit ihre Aufnahme ins Blut, es wirkt entzündungshemmend und leberentfettend. Dadurch ist natives Olivenöl ein gutes Therapeutikum gegen das metabolische Syndrom und schützt folglich auch vor Diabetes und KHK. Weiterhin fördert Olivenöl wie kein anderes Öl das Sättigungsgefühl und hilft damit beim Energiesparen. Um positive Effekte zu erzielen, empfehlen wir, regelmäßig 2–3 EL extra natives Olivenöl pro Mahlzeit zu sich zu nehmen.

Kaltwasserfische – am besten dreimal pro Woche

Fische und Meeresfrüchte gehören mehrmals in der Woche auf den Speiseplan. Die Meeresbewohner strotzen nur so vor hochwertigem Eiweiß und sind gute Jodlieferanten. Vor allem Kaltwasserfische wie Lachs, Makrele, Sardellen oder Sardinen sind reich an DHA und EPA, das sind Omega-3-Fettsäuren, denen viele positive Gesundheitseffekte zugeschrieben werden. Sie sind wichtig fürs Gehirn, für die Nerven, fürs Herz und für unsere gute Laune. Besonders für TOFIs haben Omega-3-Fettsäuren einiges zu bieten:

Diese marinen »Wunderfette« verringern das Risiko von Herz-Kreislauf-Erkrankungen, indem sie den Blutdruck und die Herzfrequenz senken, die Blutfette verbessern, insbesondere die Triglyzeride reduzieren, den Herzrhythmus stabilisieren, entzündungshemmend und blutverdünnend wirken sowie die Insulinsensitivität steigern. Sie hemmen Gene, die bewirken, dass aus Kohlenhydraten in der Leber Fett gebildet wird, und schalten zusätzlich Gene ein, die die Fettverbrennung in der er Leber steigern. Das macht sie zu wirksamen leberentfettenden Substanzen.

Regelmäßiger Fischkonsum wirkt sich möglicherweise auch positiv auf das gefährliche Bauchfett aus, allerdings scheint dies nur der Fall zu sein, wenn die Kalorienzufuhr moderat unterhalb des Energiebedarfs liegt. Omega-3-Fettsäuren verbessern die Fettzellengesundheit, indem sie Entzündungsprozesse in und außerhalb der übervollen Fettzellen vermindern. Dieser Effekt wurde bisher vor allem an Menschen mit ausgeprägten Stoffwechselstörungen wie dem metabolischen Syndrom beobachtet.

Im Labor fördern Omega-3-Fettsäuren die Bildung von Fettzellen Übergewichtige und TOFIs vermehren bei überkalorischer Ernährung ihr Fettgewebe eher über die Vergrößerung und weniger über die Neubildung von Fettzellen, was das Fettgewebe stresst und krankmacht. Omega-3-Fettsäuren können möglicherweise Abhilfe schaffen. So konnte zumindest im Labor gezeigt werden, dass die marinen Fette aus Fisch, die Bildung neuer kleiner Fettzellen aus Stammzellen fördert. Dadurch könnte ein TOFI, zumindest bei überkalorischer Ernährung, die man aber dennoch lieber meiden sollte, den Kalorienüberschuss sicherer deponieren, ohne seine Fettzellen zu überlasten.

Dreimal Fisch pro Woche sind ideal Die größte Risikoreduktion sieht man bei drei Fischmahlzeiten pro Woche, vor allem dann, wenn man zuvor kaum Fisch gegessen hat. Die Gesundheit von bisherigen Fischverschmähern profitiert so-

mit am deutlichsten von den Meeresbewohnern.

Immer wieder liest man in der Presse, dass man Omega-3-Fettsäuren aus Leinöl oder Walnüssen aufnehmen kann. Das ist richtig, aber pflanzliches Omega-3 (Alpha-Linolensäure = ALA) ist kaum effektiv. Sie muss erst einmal in die wirksame Form DHA/EPA umgewandelt werden, und das geschieht beim Menschen in nicht relevanten Mengen.

Eine andere Alternative ist die Einnahme von Fischöl als Kapseln oder Öl. Veganer können auch Algenöl verwenden, da auch die wirksamen langkettigen Omega-3-Fettsäuren darinstecken. Präparate, die Omega-3 plus Olivenöl enthalten, haben im Übrigen einen noch stärkeren antientzündlichen Effekt. Am einfachsten ist, Sie braten Ihren Fisch in Olivenöl.

Wie viel Omega-3 brauchen Sie? Die Dosierung hängt maßgeblich davon ab, wie hoch Ihr Omgea-3-Index in den roten Blutkörperchen ist. Dieser Messwert gibt an, wie hoch der Anteil der wertvollen langkettigen Omega-3-Fettsäuren in Ihren Geweben ist. Sie sollten wenigstens einmal den HS-Omega-3-Index bestimmen lassen. HS steht dabei für Harris & Schacky, die mit Omegametrix eine anerkannte Methode der Wertebestimmung entwickelt haben. Dann werden Sie wahrscheinlich feststellen, wie miserabel Ihre Versorgung wirklich ist. Bei manchen Menschen können dann schon zwei

Gramm Omega-3 pro Tag ausreichen, andere brauchen vielleicht drei oder vier Gramm pro Tag, um wieder ein gesundes Verhältnis im Gewebe zu schaffen. Wichtig ist, dass das Supplement zu einer fetthaltigen Mahlzeit eingenommen wird.

Fermentierte Milchprodukte viel besser als ihr Ruf

Die gute alte Milch hat in den letzten Jahren ihr positives Image ziemlich einbüßen müssen. Ursache dafür sind eine Reihe von wissenschaftlich völlig unhaltbaren, aber im Internet beliebten Hypothesen zum angeblich krankmachenden Effekt der Milch. »Tierisch« entspricht nicht dem Zeitgeist und das Drüsensekret schreckt offenbar besonders ab. Die »Fake News« haben sich wie ein Lauffeuer über alle Medien ausbreiten und somit Unsicherheiten und Ängste beim Konsumenten geschürt. Wir wollen Sie dazu ermuntern, Milch und Milchprodukte in Ihre Ernährung zu integrieren, denn gerade als TOFI profitieren Sie von den positiven Effekten dieses wertvollen Lebensmittels auf Ihre Körperzusammensetzung und Stoffwechselgesundheit.

Eigentlich ist der Angriff auf die Milch völlig unverständlich, denn betrachtet man ihre inneren Werte, offenbart sich ein Lebensmittel, das nur so vor wertvollen und gesundheitsfördernden Inhaltsstoffen strotzt. In der Milch stecken hochwertige Proteine und bioaktive Peptide sowie leicht verdauliches Fett mit einem Spektrum von 400 verschiedenen

Fettsäuren – das schafft kein anderes Lebensmittel. Sie ist zudem reich an B-Vitaminen, allen voran B_2 und B_{12}, und ist ein optimaler Lieferant für Mineralstoffe wie Kalzium, Magnesium, Zink, Phosphor und Kalium.

Menschen, die täglich Milch und Milchprodukte, vor allem in ihrer fermentierten Form als Joghurt, Kefir oder Buttermilch, genießen, haben ein vermindertes Risiko, an dem metabolischen Syndrom oder an Diabetes zu erkranken. Studien zeigen, dass Milchgenuss die Insulinsensitivität verbessert, die Insulinresistenz herabsetzt, gefährliches Bauch- und Leberfett abbaut und die Muskelmasse schützt oder sogar aufbaut. Im Rahmen einer moderaten kalorienreduzierten Diät, so wie wir sie in diesem Buch empfehlen, können drei Portionen Milch und Milchprodukte das Abspecken unterstützen. Die Effekte scheinen von den sattmachenden und muskelschützenden Milchproteinen sowie vom Kalzium auszugehen, dem eine Art Fatburner-Funktion zugeschrieben wird.

Unberechtigterweise wird Milch oft als ein entzündungsförderndes Getränk diffamiert und auch vor ihrem hohen Gehalt an gesättigten Fettsäuren wird immer gewarnt, da diese angeblich das Risiko für die koronare Herzkrankheit erhöhen. Weder das eine noch das andere konnte bisher in Studien bestätigt werden. Im Gegenteil, Milchgenuss hat einen neutralen bis entzündungshemmenden Effekt.

Und auch in Sachen Herzgesundheit verhalten sich darin enthaltene Inhaltsstoffe neutral bis schützend. Milchfett erhöht das gute HDL-Cholesterin, das bei TOFIs oftmals zu niedrig ist. Auch vom blutdrucksenkenden Effekt der Milch können viele TOFIs profitieren.

Alles in allem haben wir es hier mit einem Lebensmittel zu tun, das den entgleisten Stoffwechsel von scheinbar Normalgewichtigen positiv beeinflussen kann. Daher empfehlen Ihnen täglich drei Portionen Milchprodukte zu verzehren, am besten in fermentierter Form als Joghurt, Kefir, Dickmilch, Buttermilch.

**Dunkle Schokolade –
naschen mit Gesundheitseffekt**
Zugegeben, dunkle Schokolade gehört nicht zu den beliebtesten Schokosorten, weil der hohe Gehalt an Polyphenolen ihr eine bittere Note verleiht, die nicht durch Zucker und Milchfett ausbalanciert wird. Aber gerade diese Stoffe machen die Bitterschokolade zu einer der gesündesten Naschereien. Bereits 10–30 g dunkle Schokolade können sich positiv auswirken und Risikofaktoren für Herz-Kreislauf-Erkrankungen günstig beeinflussen. Der Effekt ist natürlich umso größer, je höher der Kakaoanteil ist. Mindestens 70 % sollte er betragen. Dunkle Schokolade wirkt antientzündlich, durchblutungsfördernd, ist in der Lage, das gute HDL-Cholesterin signifikant zu erhöhen und das schädigende LDL-Cholesterin zu senken. Sie verbessert den Zuckerstoffwechsel, indem sie die Insulinsensitivität fördert und die Zuckerverwertung verbessert. Sie kann die zellschützende Kapazität im Blut erhöhen, vor allem aber bei Menschen wie den TOFIs, die viel oxidativen Stress haben.

Die Gefahr, sich an dunkler Schokolade zu überessen, ist gering, da sie wie eine Appetitbremse wirkt. Allein der Kakaoduft lockt Sättigungshormone bereits vor dem ersten Bissen. Weiterhin kann sie dazu beitragen, dass Fette und Kohlenhydrate aus der Nahrung schlechter verdaut und damit zum Teil unversehrt ausgeschieden werden.

Unsere guten Darmbakterien lieben übrigens die Polyphenole in der Bitterschokolade. Ihr Verzehr wirkt prebiotisch, das heißt, sie sorgt dafür, dass gesundheitsfördernde Bakterien wie Bifidobakterien und Laktobazillen sich im Darm anreichern. Wissenschaftler vermuten sogar, dass die meisten positiven Effekte der dunklen Schokolade von der Mikrobiota gesteuert werden. Falls Sie jedoch zu Kopfschmerzen neigen oder sogar an Migräne leiden oder Sodbrennen haben, dann ist bei dunkler Schokolade Vorsicht angebracht.

Was trinken, was meiden?
Die allerwichtigste Empfehlung lautet: Trinken Sie möglichst kalorienfreie Getränke, am besten Wasser. 1,5–2 Liter täglich sind ideal. Wenn Sie viel schwit-

zen, darf es etwas mehr sein. Achten Sie auf einen hohen Magnesiumgehalt, da sich dieser günstig auf den Zuckerstoffwechsel auswirkt.

Trinken Sie Tee in allen Varianten – am besten aber grünen Tee, denn dieser schützt Ihre Leber und senkt die Insulinresistenz. Allerdings sollten Sie ihn ohne Milch genießen, da Milchproteine die Aufnahme der antioxidativ wirkenden Catechine im Tee behindern.

Wer keinen Kaffee mag, ist selber schuld: Mindestens drei Tassen Kaffee pro Tag senken das Risiko, ein metabolisches Syndrom und eine Fettleber zu entwickeln oder an Diabetes zu erkranken. Kaffeeliebhaber haben zudem das Potenzial, länger zu leben. Vor allem ab 50 aufwärts lohnt es sich, sich auch mal ein Tässchen mehr am Tag zu gönnen.

Kaffee verbessert die Insulinwirkung, wodurch Kohlenhydrate besser verwertet werden können. Außerdem fördert es die Autophagie – das ist eine Art »Selbst-Recyclingsystem« des Körpers. Dieses wird vom Körper hochgefahren, sobald wir mehrere Stunden fasten oder Sport treiben. Mithilfe der Autophagie kann der Körper den angesammelten schädlichen Zellmüll wie kaputte Proteine, oxidierte Lipide, aber auch Viren, Bakterien und Giftstoffe zersetzen, neu zusammenbauen und so wiederverwerten. Autophagie ist somit eine Art »Detoxmaschinerie« des Körpers.

Unser Tipp

Wenn Sie Probleme haben, mehr zu trinken, und Ihnen Wasser auch noch zu öde im Geschmack ist, dann peppen Sie es ganz einfach mit Obst- oder Gurkenscheiben, Tiefkühl-Beeren, frischen Kräutern wie Minze oder Basilikum auf oder bringen Sie durch Ingwer etwas Schärfe hinein. Genießen Sie das Wasser am besten gekühlt, entweder aus dem Kühlschrank oder geben Sie Eiswürfel hinein.

Bitte ohne Zucker Egal ob Kaffee oder Tee, gewöhnen Sie sich lieber daran, ihn ohne Zucker zu trinken. Wenn Sie das nicht schaffen, dann empfehlen wir Ihnen zum Süßen Stevia. Dieser Süßstoff hat gegenüber anderen Süßstoffen den Vorteil einer blutzuckersenkenden Wirkung, was dem TOFI-Stoffwechsel zugutekommt.

Die »bösen« 3 S = Softdrinks, Säfte und Smoothies

Flüssige Kalorien sättigen viel schlechter als die aus fester Nahrung. Folglich können sie dazu beitragen, relativ schnell einen Energieüberschuss zu erzeugen. Des Weiteren kompensiert man die getrunkene Energie nicht durch weniger Essen in der darauffolgenden Mahlzeit. Der hohe Zuckergehalt regt zudem den Appetit an.

Vermutlich werden wir Sie nicht überraschen, wenn wir Ihnen sagen, dass gezuckerte Softdrinks ungesund sind. Sie erhöhen das Diabetesrisiko, fördern Übergewicht und greifen auch das Herz-Kreislauf-System an. TOFIs sollten besonders aufpassen bei der Wahl ihrer Getränke. Gezuckertes sollten sie lieber meiden, denn täglicher Konsum von Softdrinks lässt den gefährlichen Bauchspeck sowie das Leberfett wachsen.

Wer abends mal etwas anderes als Wasser trinken möchte, kann gerne zu Light-Getränken greifen. Diese haben keinen Einfluss auf das viszerale Bauch- und Leberfett. Die »Strong Heart Family Study«, eine große Bevölkerungsstudie, fand zudem keinen signifikanten Zusammenhang zwischen dem Konsum von Light-Getränken und Nüchterninsulin bzw. Nüchternzucker und auch kein erhöhtes Diabetesrisiko. Das heißt jedoch nicht, dass man Diet-Coke täglich literweise bedenkenlos trinken darf oder als Alibi nutzt, um sich ungesunde Ernährungssünden zu erlauben. Zudem wissen wir noch nicht, wie sich die künstlichen Süßstoffe auf die Mikrobiota auswirken. Zumindest im Tiermodell kam es durchaus zu ungünstigen Veränderungen. Deshalb unser Tipp: Süßstoffe sehr maßvoll einsetzen und keine mit Süßstoff gesüßten Lebensmittel konsumieren, da diese in der Regel auch hoch verarbeitet sind.

Säfte und Smoothies haben im Vergleich zu den gezuckerten Getränken einen höheren Nährwert, da sie auch Vitamine, Mineralstoffe sowie Antioxidantien enthalten und je nachdem, wie sie hergestellt wurden, auch noch Faserstoffe besitzen. Die Datenlage zum Gesundheitseffekt von Fruchtsäften ist kontrovers. Es finden sich neutrale, schützende, aber auch negative Effekte im Zusammenhang mit Fruchtsaftkonsum. Eine große Rolle spielt die Herstellungsweise. Von einem frisch gepressten Orangensaft oder einem naturtrüben Apfelsaft gehen eher positive Effekte aus als von Säften, die stärker verarbeitet wurden. Säfte aus 100 % Frucht wirken entzündungshemmend, zellschützend, blutdrucksenkend und haben auch durchaus einen positiven Effekt auf die Mikrobiota.

Auf der anderen Seite enthalten Obstsäfte viel Fruchtzucker, der wiederum entzündungsfördernd wirkt, die Fettzellen stresst und in Leber und Bauchhöhle die Fettbildung fördert. Ein großes Glas Apfel- oder Orangensaft entspricht drei, vier oder fünf Früchten. So viel würde man nicht essen, trinken aber schon. Auf diese Weise liefern Säfte viele Kalorien, was eine Gewichtszunahme begünstigt. Im Vergleich zu ganzen Früchten führt das Mixen und Pressen zu einer Zerstörung der natürlichen Zellstrukturen, was im Vergleich zum Verzehr der ganzen Frucht zu einer überproportionalen Insulinausschüttung führt.

Wie schädlich oder förderlich Säfte wirken, hängt auch vom Zeitpunkt des Konsums ab. In einer Studie nahmen die Probanden an Fettmasse zu und auch die Insulinsensitivität nahm ab, wenn der Saft zwischen Mahlzeiten getrunken wurde. Dagegen gab es keine negativen Effekte, wenn der Orangensaft zur Mahlzeit konsumiert wurde.

Inbetween: Alkohol – gut und böse
Mäßiger Rotweingenuss gehört in vielen mediterranen Ländern zum Lebensstil und wird unter anderem für die niedrigere Sterblichkeit in diesen Regionen verantwortlich gemacht. Der Alkohol selbst, aber auch die im Wein enthaltenen Polyphenole wie das Resveratrol sind die Akteure in Sachen Herz-Kreislauf-Schutz. Moderater Alkoholgenuss bedeutet 30 g/Tag für Männer (z. B. in 300 ml Wein) und 15–20 g für Frauen (z. B. in 150–200 ml Wein). Alkohol erhöht das gute herzschützende HDL-Cholesterin, mindert die Thrombosegefahr durch Senkung der Gerinnungsneigung, wirkt entzündungshemmend und fördert die Insulinsensitivität. Alles Effekte, die im TOFI-Stoffwechsel erwünscht sind.

Die positiven Effekte des Alkohols kehren sich jedoch um, sobald über das moderate Maß hinaus getrunken wird. Die Gefahr, einen Herzinfarkt oder Schlaganfall zu erleiden, steigt dann an, ebenso das Risiko, früher zu versterben. Zudem nimmt das Krebsrisiko deutlich zu.

TOFIs unterscheidet von gesunden Schlanken häufiger ein höherer Alkohol-

> ### Unser Tipp
>
> Bedenken Sie, dass Fruchtsäfte und Smoothies kalorienreich sind und wenig sättigen. Deswegen raten wir Ihnen, Obst lieber zu essen als zu trinken. Wenn es aber mal ein Glas Saft sein soll, dann genießen Sie diesen zu einer Mahlzeit – am besten als Schorle oder frisch gepresst.

konsum. Für die ohnehin dysfunktionalen Fettzellen der TOFIs bedeutet zu viel Alkohol, dass die Fettzellen noch mehr unter Stress geraten und zu einer gesteigerten Entzündungsreaktion gezwungen werden. Die Triglyzeride im Blut steigen und es sammelt sich mehr Fett in der Bauchhöhle und in der Leber an, was den Bauch wachsen lässt. In einigen Studien geht Alkoholgenuss sogar mit einem Abbau von schützendem Unterhautfettwebe einher. Alkohol ist zudem sehr energiereich und appetitanregend – keine gute Kombination für Figurbewusste.

Esspausen machen – Intervallfasten

Heutzutage ist das Zeitfenster, in dem wir Nahrung aufnehmen, größer als das, in dem wir keine Kalorien zu uns führen. Wir essen den ganzen Tag bis in den Abend hinein – 5–6 Mahlzeiten sind heute völlig normal. Die Empfehlung, regelmäßig, am besten alle 3 Stunden, zu essen, wird uns von Ernährungsfachgesellschaften immer wieder als etwas Gesundes vorgegaukelt. Tatsächlich spricht doch einiges dafür, dass die kontinuierliche Kalorienzufuhr für Menschen, die sich ohnehin wenig bewegen, kontraproduktiv ist.

Dass das nicht gut ist, hat sich inzwischen auch in der Bevölkerung herumgesprochen, mit der Folge, dass das Intervallfasten eine enorme Popularität gewonnen hat. Immer wieder wird diese Form der Esspause in Fachkreisen als neue Modediät abgetan. Aber was genau daran ist neu? Höchst selten dürften unsere Vorfahren täglich sechsmal am Tag gegessen haben. Sie haben in einer Umwelt gelebt, in der Nahrung nicht immer verfügbar war. Es gab garantiert häufig mehrere Tage oder auch längere Phasen nichts Essbares. Neu ist heute eigentlich

nur, dass wir uns freiwillig für längere Zeit der Nahrung entsagen.

Nicht nur was, sondern auch wann und wie lange wir essen, hat Auswirkungen auf unsern Stoffwechsel und unsere Gesundheit. Inzwischen erlangt das tägliche Fasten innerhalb eines Zeitfensters von 14–18 Stunden, auch Time-Restricted-Eating (TRE) genannt, in Deutschland eher als 16 : 8 oder 18 : 6 bekannt, auch immer mehr wissenschaftliche Anerkennung.

Was bedeutet das konkret? 16 : 8 bedeutet, dass Sie 16 Stunden lang nichts essen und nur kalorienfrei trinken und 8 Stunden Zeit haben, Ihre Mahlzeiten aufzunehmen. Gefastet wird über Nacht, zum Beispiel von 18 Uhr abends bis um 10 Uhr morgens. Die restlichen 8 Stunden, also von 10–18 Uhr, dürfen Sie essen.

Welche Vorteile haben Sie durch Intervallfasten?

Sie können damit Ihren Zuckerstoffwechsel verbessern

Vor allem wenn Sie Ihre Hauptmahlzeiten in die erste Tageshälfte packen, können Sie Ihren Zuckerstoffwechsel verbessern. In einer Studie konnten männliche Probanden ihren gestörten Zuckerstoffwechsel innerhalb von fünf Wochen deutlich verbessern. Sie fasteten täglich 18 Stunden und aßen zwischen 8 und 14 Uhr. Mit diesem frühen Intervallfasten konnten sie im Vergleich zur Kontroll-

Unser Tipp

Weniger ist mehr, vor allem in der anfänglichen Abspeckphase. Wenn Sie Ihren Stoffwechsel wieder in Ordnung gebracht haben und Ihren gesunden Lebensstil weiterhin pflegen, dann spricht nichts dagegen, zum Essen ein Bierchen oder ein Glas Wein zu trinken.

Darauf sollten Sie unbedingt achten

Intervallfasten erfreut sich deshalb großer Beliebtheit, weil man in der Essenszeit keine Kalorien zählen muss. Folglich hat man auch nicht das Gefühl, eine Diät zu machen. Zudem ist es für viele Menschen einfacher, gar nichts zu essen, als immer ganz genau darauf zu achten, wie viel gegessen wird. Sich in der Essenszeit satt essen zu können, ist jedoch kein Freibrief für eine ungesunde Ernährung. Zudem ist es wichtig, dass Sie in Ihrer kurzen Essphase alle wichtigen Nährstoffe und vor allem genug Eiweiß aufnehmen, damit Sie Ihren Muskel schützen. Die Kombination mit mediterranem Low-Carb ist hierfür ideal.

gruppe, die normal weiter aß, den Insulinspiegel senken, die Insulinsensitivität steigern und die Empfindlichkeit der insulinproduzierenden Zellen in der Bauchspeicheldrüse steigern. Diese genialen Effekte passierten ganz ohne Gewichtsreduktion. Dieses Intervallfasten während der zweiten Tageshälfte bezieht zusätzlich unseren biologischen Rhythmus mit ein. In der ersten Tageshälfte scheint unser Körper am besten Nährstoffe zu verwerten. Auch die Insulinsensitivität ist tagsüber besser als abends und nachts. Das könnte auch erklären, warum Schichtarbeiter, die nicht im Takt Ihrer inneren Uhr essen, oft unter einem gestörten Zuckerstoffwechsel leiden und ein erhöhtes Diabetes-Risiko haben.

Wenn es für Sie ungünstig ist, die Mahlzeiten in die erste Tageshälfte zu packen, dann verschieben Sie das Essensfenster nach hinten, zum Beispiel auf 10–18 Uhr oder 12–20 Uhr.

Sie können einfacher abnehmen ohne Kalorieneinschränkung

Wenn es Ihr Ziel ist, ein wenig Gewicht zu reduzieren, ohne ständig dafür Kalorien zählen zu müssen, dann ist 16 : 8-Intervallfasten eine prima Ergänzung zum mediterranem Low-Carb.

Studien haben gezeigt, dass man mit Intervallfasten wie 16 : 8 relativ einfach eine milde Kalorienreduktion von 20 % erreichen kann, was zu einer moderaten Gewichtsabnahme von 1–3 % führt. Der Grund hierfür ist ganz einfach: Die meisten Menschen schaffen es schlichtweg nicht, in 6 oder 8 Stunden so viel zu essen wie in den gewohnten 12 oder 14 Stunden. Sie essen also einfach weniger. In einer Interventionsstudie nahmen übergewichtige Frauen, die 16 : 8 machten, fast 350 Kalorien weniger pro Tag zu sich als die Vergleichsgruppe, die über den ganzen Tag aß. Diese spontane Kalorieneinsparung führte zu einem moderaten Gewichtsverlust von drei Kilogramm, wobei überwiegend Fett abgebaut wurde ohne Verlust an Muskelmasse.

Nährstoffdefizite ausgleichen

Vitamin D, Magnesium und Zink sind kritische Nährstoffe beim TOFI, aber extrem wichtig für einen gesunden Zuckerstoffwechsel. Einen Mangel sollten Sie unbedingt ausgleichen.

Vitamin D – Sonne tanken, Fisch essen, Supplementieren

Es gibt überzeugende Hinweise, dass eine Vitamin-D-Ergänzung die Funktion der insulinproduzierenden ß-Zellen in der Bauchspeicheldrüse verbessern, die Insulinsensitivität steigern und die chronische systemische Entzündung, von der TOFIs oft betroffen sind, mindern kann. Es ist daher ratsam, den Vitamin-Spiegel messen zu lassen und einem Mangel mit einem Vitamin-D-Präparat abzuhelfen. Den Sommer sollten Sie nutzen, um die Eigenproduktion anzukurbeln: Gehen Sie viel im Sonnenschein spazieren, treiben Sie Sport unter freiem Himmel – aber achten Sie auf eine gesunde Sonnenexposition, das heißt: »Entblößen« Sie sich mittags, wenn die Sonne am höchsten steht, je nach Hauttyp nur für 10–20 Minuten ohne Sonnenschutzmittel. Danach ab in den Schatten oder anziehen. Die Ernährung trägt leider kaum zur Deckung des Bedarfs an diesem Sonnenvitamin bei. Nur fetter Seefisch enthält nennenswerte Mengen Vitamin D und sollte daher zwei- bis dreimal pro Woche auf dem Speiseplan stehen.

Magnesium- und Zinkmangel beseitigen

Eine an die mediterrane Ernährung angelehnte Kost, wie wir sie hier im Buch empfehlen, ist magnesiumreich, was die Versorgung mit diesem Mineral sicherstellen sollte. Magnesiumreiche Lebensmittel sind Nüsse, Samen, Hülsenfrüchte und grünes Gemüse. Gute Lieferanten sind auch Kleie, Haferflocken und Vollkorngetreide. Zudem ist es sinnvoll, magnesiumreiches Wasser zu trinken. Zusätzlich sollten Sie über eine Ergänzung nachdenken.

In einer Studie an TOFIs mit Magnesiummangel führte eine tägliche Gabe von durchschnittlich 382 mg Magnesiumchlorid in vier Monaten im Vergleich zur Placebo-Gruppe zu einer signifikanten Senkung des Blutdrucks, der Insulinresistenz (HOMA-Index), des Nüchternblutzuckers und der Triglyzeride.

Gute Ergebnisse konnten in anderen Studien auch mit Magnesium-Citrat, -Gluconat, -Orotat oder -Aspartat erzielt werden.

Bei einem Zinkmangel können Sie auch durch die Ernährung einiges erreichen.

Zinkreiche Lebensmittel sind: Austern, Garnelen, rotes Fleisch, Leber, Käse (v. a. Edamer und Gouda), Eigelb, Kerne und Samen (v. a. Kürbiskerne und Leinsamen), Nüsse, Haferflocken und Weizenkleie.

Für Hochrisikopatienten und Diabetiker kann eine Zink-Supplementation sinnvoll sein, um den Nüchternblutzucker zu senken und weitere Marker des Zuckerstoffwechsels zu verbessern.

Stress abbauen

Chronischer Stress aktiviert unser Belohnungszentrum, erhöht dadurch unser Verlangen nach hochkalorischem und »schmackhaftem« Fake Food, bringt die Hunger-Sättigungs-Regulation durcheinander und vermindert unseren Bewegungsdrang. Unter solchen Bedingungen ist der Stress wie eine Barriere für den Therapieerfolg. Aus diesem Grund sollten Sie etwas dafür tun, Ihren Stresspegel zu senken, damit Ihrem Abspeckvorhaben nichts im Wege steht.

Schlafen Sie gut!
Stress führt zu Schlafmangel und Schlafmangel erhöht den Stress. Bereits zwei oder mehr Nächte mit verminderter Schlafdauer, das sind weniger als 4 Stunden, senkt die Insulinsensitivität selbst bei Gesunden. Wer chronisch schlecht

Unsere Tipps für Schlechtschläfer

- Melatonin entsteht aus Serotonin. Tanken Sie tagsüber genug Tageslicht. Auf diese Weise kann mehr Serotonin und abends folglich mehr Melatonin gebildet werden.
- Nehmen Sie Ihre letzte Mahlzeit spätestens zwei Stunden vor Beginn der Melatoninproduktion ein.
- Meiden Sie Kaffee und Alkohol am Abend und trinken Sie insgesamt nicht zu viel vor dem Schlafengehen, um nächtlichen Harndrang zu vermeiden.
- Nutzen Sie auf elektronischen Geräten den Night-Shift-Modus oder kaufen Sie sich eine Blue-light-Blocker-Brille, die blaues Licht filtert, und tragen Sie diese nur abends, am besten, bevor die Melatoninproduktion beginnt.
- Schlafen Sie im Dunkeln, schalten Sie jede Form der Beleuchtung aus.
- Sorgen Sie für frische Luft im Schlafzimmer.
- Setzen Sie abends eher auf Gemüse und Eiweiß und verzichten Sie weitgehend auf Kohlenhydrate. Dadurch kann die Fettverbrennung über Nacht ungestörter ablaufen und der Körper regeneriert sich besser.

und wenig schläft, erhöht sein Risiko erheblich, ein bauchbetonter TOFI und anschließend Diabetiker zu werden. Für einen guten Schlaf braucht man Melatonin, ein Schlafhormon, dessen Produktion gegen 21 h beginnt. Gestört wird seine Ausschüttung durch helles, blaues Licht. Eine Studie hat gezeigt, dass die übliche abendliche häusliche Beleuchtung sowie das Licht von elektronischen Geräten ausreichen, um die Melatoninproduktion bei vielen Menschen um 50 % zu senken. Auch späte Mahlzeiten, nächtliches Essen, Alkohol und Kaffee zu später Stunde beeinträchtigen die Melatoninproduktion.

Entspannen lernen

Lernen Sie sich zu entspannen und nehmen Sie sich täglich eine Stress-Auszeit. Ob progressive Muskelentspannung, Yoga, autogenes Training, Atemübungen, Meditation oder ein Spaziergang an der frischen Luft – alles hilft, den Spiegel Ihres Stresshormons Cortisol zu senken.

Anti-Stress-Food

Menschen mit chronischem Stress haben oft einen Mangel an B-Vitaminen (v. a. B_{12}), Omega-3-Fettsäuren, Vitamin D und Magnesium. Füllen Sie diese auf. Omega-3 und Vitamin D stecken im fetten Seefisch, Magnesium finden Sie in grünem Blattgemüse, in Nüssen, Samen und Kernen. Vitamin B_{12} steckt in tierischen Produkten wie Milch, Käse, Fisch, Fleisch und Eiern.

Konsumieren Sie regelmäßig Milchprodukte, vor allem Molkenproteine helfen, den Cortisolspiegel zu senken, ebenso Zartbitterschokolade (mind. 70 % Kakaoanteil). Meiden Sie Lebensmittel mit viel Zucker und raffinierter Stärke. Diese erhöhen das Stresshormon zusätzlich.

Selbst kochen

Außer Haus essen, ob im Restaurant, in der Kantine oder am Imbiss, birgt immer die Gefahr, seinen Hunger mit ungesundem und stark verarbeiten Mahlzeiten zu stillen. Wenn Sie ernsthaft Ihre Ernährung umstellen und Fettzellen und Stoffwechsel wieder ins Lot bringen wollen, dann ist es ratsam, sich diesen »schmackhaften« Verführungen, die an jeder Ecke für wenig Geld zu haben sind, zu entziehen. Und das gelingt am besten, indem Sie sich mit dem heimischen Herd anfreunden und selbst den Kochlöffel schwingen. So haben Sie die beste Kontrolle über das, was im Kochtopf landet, und können auf diese Weise den Anteil hoch verarbeiteter Lebensmittel reduzieren.

Ausrede Zeitmangel

Oftmals spricht Zeitmangel gegen das Selberkochen, doch wer vorsorgt, kann Abhilfe schaffen. Gemüsesuppen, Currys, Gemüseaufläufe, Hackbällchen, gebratene Putenbrust – viele Gerichte lassen sich wunderbar noch am nächsten Tag kalt oder aufgewärmt genießen. Oder Sie kochen einfach die doppelte Menge und frieren ein Teil davon ein. Dadurch können Sie an Tagen mit wenig Zeit auf gesunde Mahlzeiten zurückgreifen. Ebenfalls zeitsparend sind der Einsatz von Tiefkühlprodukten mit geringen Verarbeitungsgrad. Hierzu zählen Gemüse, ungezuckertes Obst, naturbelassener Fisch, Garnelen und Bohnen.

Zeitfresser Einkauf?

Oft scheitert die gesunde Ernährung daran, dass man sich nicht die Zeit nimmt, einkaufen zu gehen. Wer aber seinen Einkauf richtig plant, muss nicht täglich den Supermarkt aufsuchen. Überlegen Sie sich, mit welchen gesunden einfachen Gerichten Sie Ihren Gaumen die Woche über verwöhnen wollen, und kaufen Sie entsprechend für die ganze Woche ein. Viele gesunde Lebensmittel lassen sich zudem auf Vorrat einkaufen – zum Beispiel Hülsenfrüchte aus der Konserve oder in getrockneter Form, Oliven, Milch, Öl, eingelegtes Gemüse oder geschälte

Tomaten. Auch Obst und Gemüse müssen nicht frisch auf den Teller kommen – tiefgekühlt sind sie oft sogar nähstoffreicher und besser portionierbar.

Die richtige Lagerung ist wichtig – Lebensmittel halten sich dadurch länger frisch und Sie werfen weniger weg. Wem das alles noch zu zeitaufwendig ist, der kann seine Lebensmittel online bestellen und sie sich nach Hause liefern lassen. Wer es noch einfacher braucht, lässt sich eine Kochbox mit einfachen Rezepten und den dazugehörigen Zutaten nach Hause kommen.

Wir haben im Folgenden 40 Rezepte zusammengestellt, beim Frühstück mit maximal 400 kcal/Portion und bei den Hauptmahlzeiten maximal 600 Kalorien/Portion. So erreichen Sie mit maximal 1600 kcal ein moderates Energiedefizit, wenn es Ihr Ziel ist abzunehmen. Der Kohlenhydratgehalt der Rezepte liegt zwischen 8 und 38 Gramm/Portion und immer unter 130 g/Tag. Wählen Sie aus 7 Frühstücksideen und 34 Hauptmahlzeiten, die Sie flexibel als Mittags- oder Abendessen genießen können.

AUF KEINEN FALL ZUNEHMEN

Jedes zusätzliche Kilo bedeutet Stress für die Fettzellen und fördert die Bildung von Bauch- und Organfett.

SCHLANK-STRATEGIE:
SO WERDEN SIE VOM TOFI ZUM TOTI

GESUND ABSPECKEN OHNE ABZUNEHMEN

- Gemüse, Salat und Pilze in Hülle und Fülle genießen, Obst nach Augenmaß
- Eiweißreiche Lebensmittel verzehren
- Nicht an Fett sparen: 1-3 EL natives Olivenöl pro Mahlzeit sind eine gute Orientierung
- Weniger Brot, Kartoffeln, Nudeln und andere Kohlenhydrate essen

WENN ABNEHMEN, DANN RICHTIG!

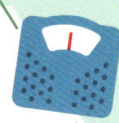

5 %

Eine moderate Gewichtsabnahme von 5 % killt Bauch- und Leberfett, entlastet die Fettzellen, verbessert die Insulinsensitivität und bringt den entgleisten Stoffwechsel wieder ins Lot.

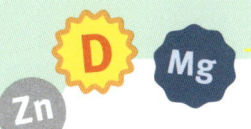

NÄHRSTOFFDEFIZITE AUSGLEICHEN

Vitamin D, Magnesium
und Zink
im Blick behalten.

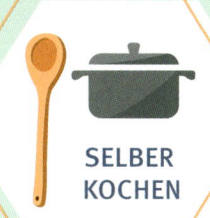

SELBER KOCHEN

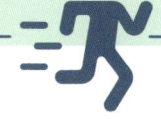

FITNESS STEIGERN

- mehr Bewegung im Alltag
- Krafttraining
- HIIT

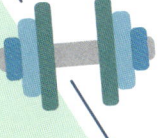

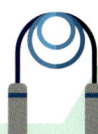

STRESS ABBAUEN

- ausreichend schlafen
- Entspannung in den Alltag integrieren
- Anti-Stress-Food genießen

ESSPAUSEN MACHEN – INTERVALLFASTEN INTEGRIEREN

6–10 Stunden pro Tag essen
und die restliche Zeit fasten.

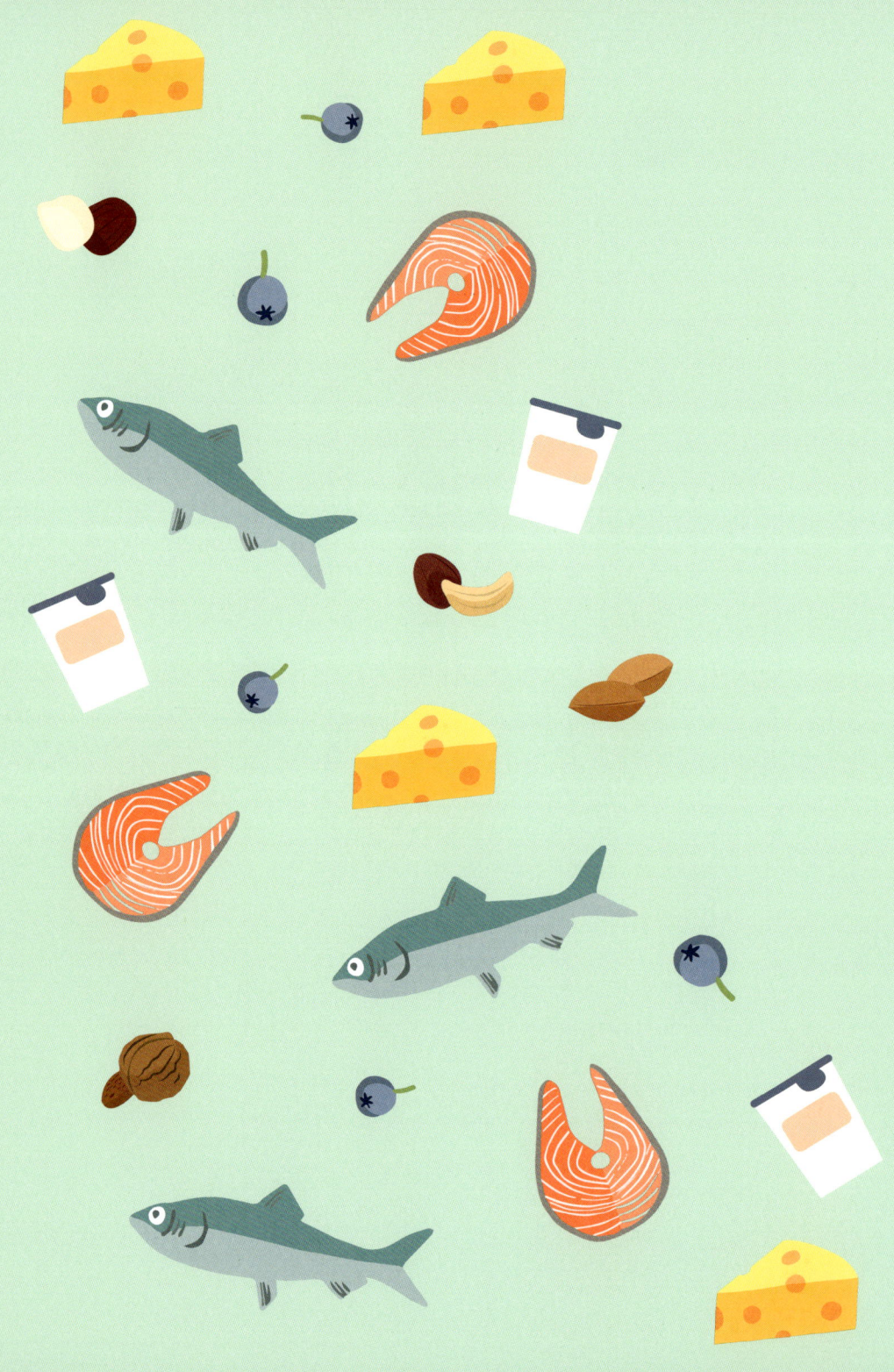

REZEPTE FÜR
ZWEI

Freuen Sie sich auf 40 leckere Rezepte für Frühstück,
Mittag- und Abendessen. Alle Gerichte sind
moderat low-carb, mediterran angehaucht und
mit geringer Energiedichte.

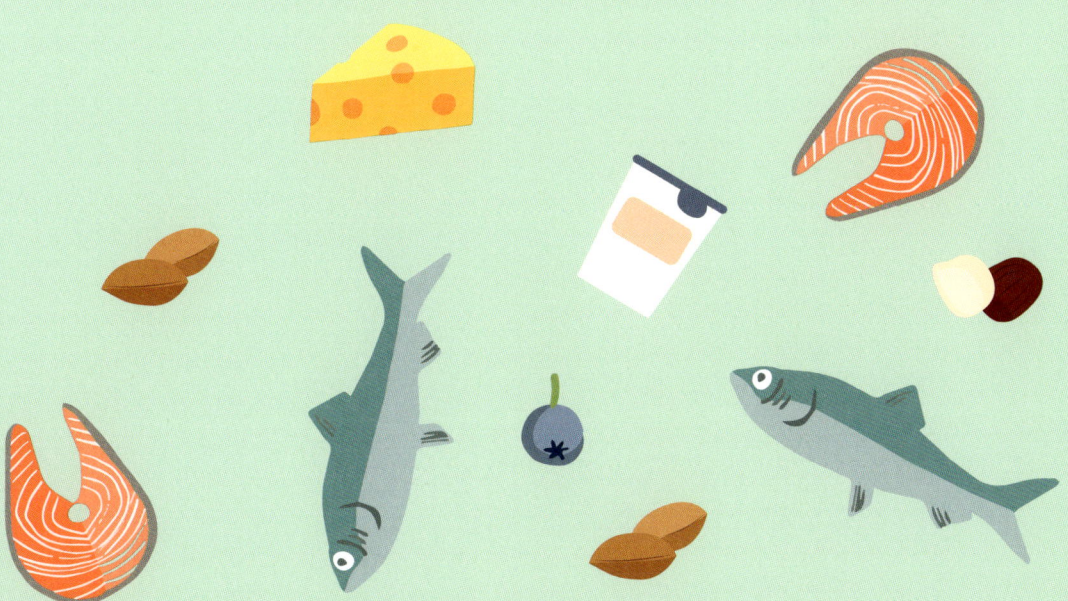

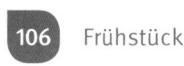

FRÜHSTÜCK

Rührei mit Paprika

⊘ 15 Min.

2 rote Paprikaschoten • 2 Frühlingszwiebeln • 1 EL Kresse • 1 EL natives Olivenöl • 5 Eier • 100 ml Wasser mit Kohlensäure • 1 TL Butter • Salz und frisch gemahlener Pfeffer

● Paprika entkernen, waschen und in Streifen schneiden. Frühlingszwiebeln in Ringe schneiden. Kresse waschen.

● Olivenöl in einer beschichteten Pfanne erhitzen, Paprikastreifen darin 5 Minuten anbraten. Mit Salz und Pfeffer würzen, anschließend aus der Pfanne herausnehmen.

● Eier aufschlagen und mit dem Mineralwasser verquirlen. In der Pfanne die Butter zerlassen. Die Eimasse hineingeben und kurz stocken lassen. Dann vorsichtig das Ei umschlagen (nicht zu stark umrühren), immer kurz stocken lassen und dann wieder umschlagen.

● Das Rührei auf einem Teller anrichten, mit Salz und Pfeffer würzen. Paprikastreifen darauf verteilen und mit Frühlingszwiebeln und Kresse bestreuen.

Nährwerte pro Portion
378 kcal • 22 g Eiweiß • 22 g Kohlenhydrate • 25 g Fett • Energiedichte 108 kcal/100 g

Blaubeer-Quark-Pfannkuchen

⊘ 25 Min.

250 g frische Blaubeeren • 2 Eier • Salz • Mark einer Vanilleschote • 200 g Quark (20 % Fett) • 30 g Dinkelmehl • 1 TL Butter oder Kokosöl

● Ofen auf 200 °C (Umluft 180 °C) vorheizen

● Beeren waschen. Eier trennen. Eiweiß mit einer Prise Salz zu Eischnee schlagen. Eigelbe mit Vanillemark und Quark verrühren. Mehl hinzufügen und verrühren. Eischnee vorsichtig unterheben. Blaubeeren unterrühren.

● Butter in einer beschichteten, feuerfesten Pfanne zerlassen. Die Masse hineingeben und bei mittlerer Temperatur stocken lassen. Wenn der Boden Farbe annimmt, die Pfanne in den Ofen schieben und so lange backen, bis die Oberfläche gebräunt ist.

● Anschließend das Omelett auf einen Teller stürzen.

Nährwerte pro Portion
340 kcal • 22 g Eiweiß • 28 g Kohlenhydrate • 16 g Fett • Energiedichte 110 kcal/100 g

❥ Blaubeer-Quark-Pfannkuchen

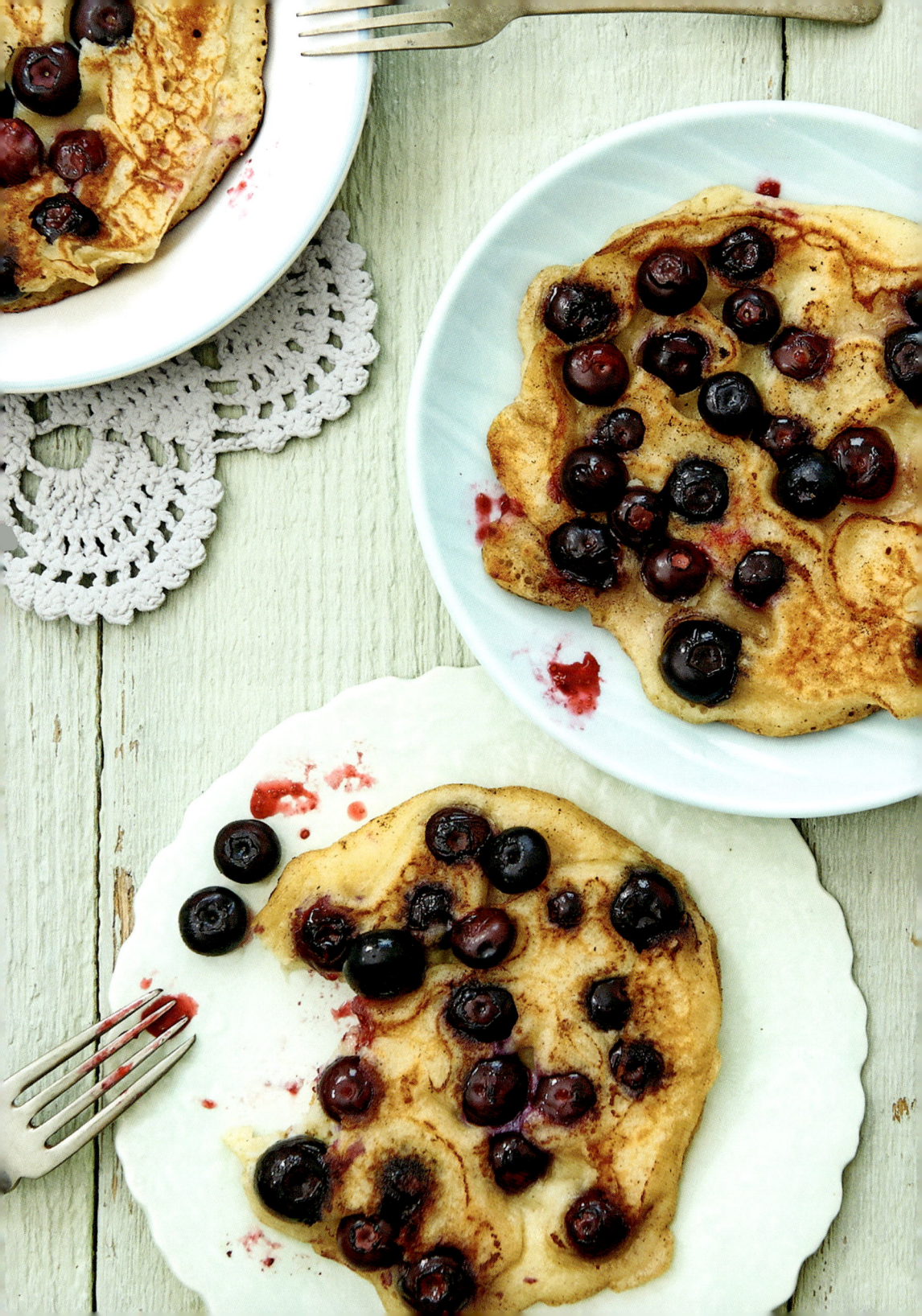

FRÜHSTÜCK

Ricottabecher mit Früchten und Nüssen

⊘ 10 Min.

250 g Ricotta • 100 g Joghurt (3,5 % Fett) • 2 kleine Äpfel • 20 g gehackte Haselnüsse • 2 TL getrocknete Cranberries

● Ricotta mit Joghurt vermischen. Äpfel waschen, vierteln (nicht schälen!). Ein Viertel der Äpfel in dünne Scheiben schneiden. Den Rest klein würfeln. Cranberries klein hacken.

● In zwei Gläser jeweils 2 EL Ricottacreme hineingeben. Darauf die Hälfte der Apfelwürfel verteilen und restliche Ricottacreme darauf schichten. Die letzte Schicht besteht aus den restlichen Apfelwürfeln, Cranberries und Nüssen. Die Apfelscheiben fächerartig in die Creme stecken.

Nährwerte pro Portion
408 kcal • 15 g Eiweiß • 35 g Kohlenhydrate • 24 g Fett • Energiedichte 129 kcal/100 g

Gurkenschiffchen mit Thunfischcreme

⊘ 10 Min.

1 Salatgurke (mind. 350 g) • 150 g Thunfisch aus Glas oder Konserve (in Wasser) • 150 g Frischkäse (Rahmstufe) • 1 EL Zitronensaft • 1 TL natives Olivenöl • 1–2 Stängel Dill • Paprikapulver • Salz und weißer Pfeffer

● Gurke waschen, längs halbieren, das Fruchtfleisch der Länge nach herauskratzen. Gurkenscheiben quer halbieren.

● Thunfisch, Frischkäse, Zitronensaft, Salz und Pfeffer mit einem Handmixer pürieren. Olivenöl unterrühren.

● Gurkenviertel mit der Thunfischcreme füllen, mit Dill bestreuen und mit etwas Paprikapulver würzen.

Nährwerte
pro Portion: 286 kcal • 26 g Eiweiß • 9 g Kohlenhydrate • 16,5 g Fett • Energiedichte 79 kcal/100 g

Zweierlei belegte Quarkbrötchen

⊘ Zubereitung 25 Min. + Backzeit 45–50 Minuten

Für die Brötchen
- 25 g Chiasamen
  (oder Leinsamen)
- 250 g Magerquark
- 3 TL Tomatenmark
- 50 ml Buttermilch
- 1 Ei
- 130 g gemahlene
  Mandeln

- 20 g Dinkelmehl
- ½ Päckchen Backpulver
- ½ TL Salz

Belag für 2 Brötchen
- 100 g weiche Avocado
  (Fruchtfleisch)
- 1 TL Zitronensaft
- 60 g Gurke, in Scheiben
  geschnitten

- 2 Scheiben Räucherlachs
- 2 TL Kresse
- 2 EL körniger Frischkäse
- 2 kleine Strauchtomaten,
  in Scheiben geschnitten
- 4 Basilikumblätter
- Salz und schwarzer
  Pfeffer aus der Mühle

● Ofen auf 170 °C (Umluft) vorheizen. Gitterblech mit Backpapier auslegen.

● Chiasamen mit Quark, Tomatenmark, Buttermilch und Ei verrühren. 15 Minuten quellen lassen. Zwischendurch immer wieder rühren.

● Gemahlene Mandeln, Dinkelmehl, Backpulver und Salz vermischen.

● Alle Zutaten vermischen und zu einem Teig verkneten. Mit feuchten Händen aus dem Teig Kugeln formen. Die Brötchen im Ofen (mittlere Schiene) 45–50 Minuten backen.

● Die Brötchen abkühlen lassen.

● Zwei Quarkbrötchen halbieren. Avocado zerdrücken, mit Zitrone ver-mischen und auf zwei Brötchenhälften streichen. Mit Salz und Pfeffer würzen. Zuerst Gurkenscheiben, dann Lachs da-rauflegen. Mit Kresse bestreuen.

● Die anderen beiden Brötchenhälften mit Frischkäse bestreichen, mit Tomaten belegen und mit Salz und Pfeffer würzen. Basilikumblätter darauflegen.

Tipp Sollten die Brötchen innen noch et-was feucht sein, einfach die Hälften in den Toaster stecken.

Nährwerte für zwei belegte Brötchen-hälften
355 kcal • 22 g Eiweiß • 14 g Kohlen-hydrate • 24 g Fett • Energiedichte 133 kcal/100 g

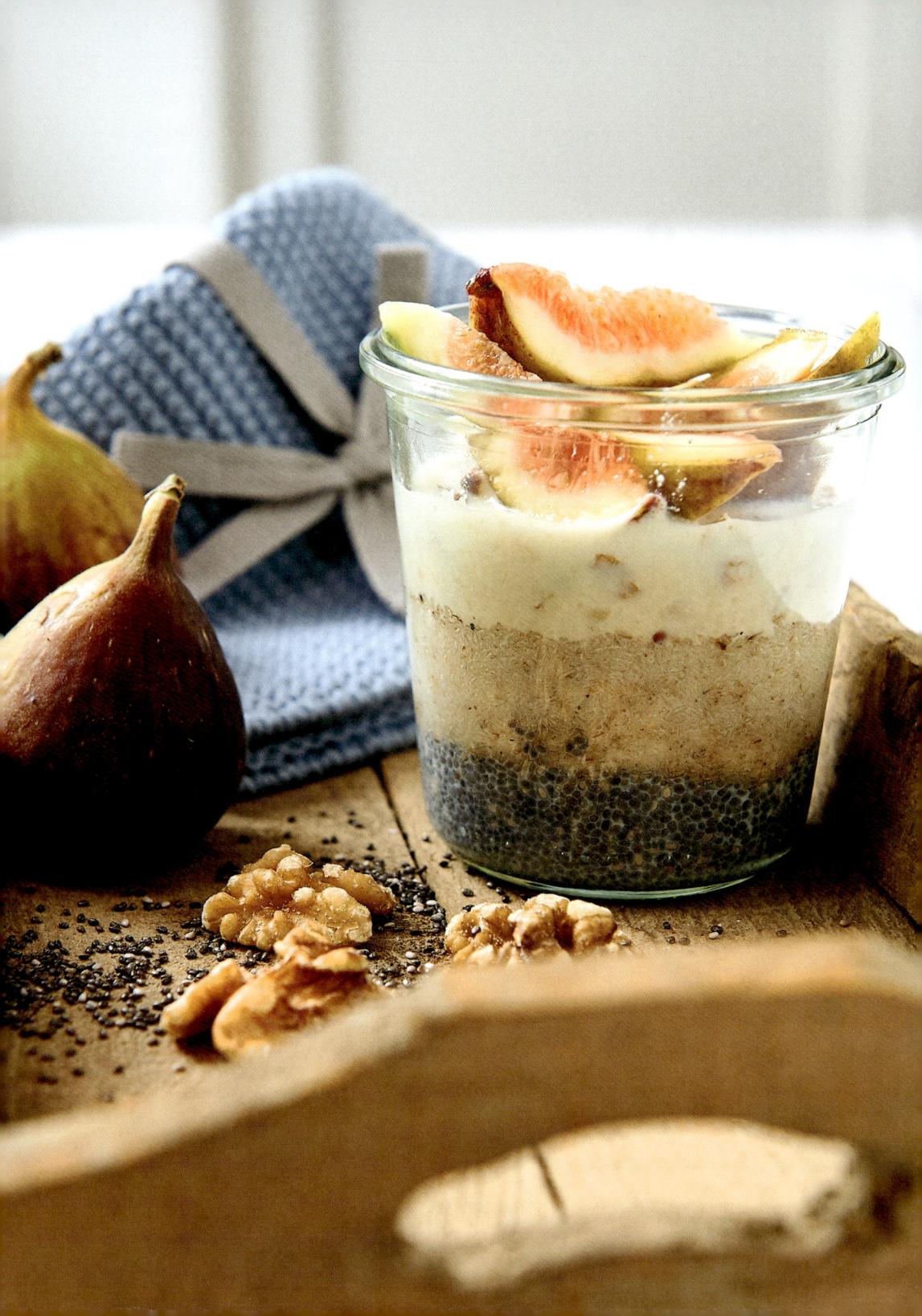

Chiapudding mit Nussquark und Feigen

◷ Quellzeit: mindestens 4 Std. + Zubereitung: 10 Min.

2 EL Chiasamen • 200 ml Milch (1,5 % Fett) • 15 g gehackte Walnüsse • 400 g Magerquark • 2–3 EL Wasser mit Kohlensäure • 20 g dunkles Haselnuss- oder Mandelmus • 2 frische reife Feigen

● In zwei Gläser (z. B. Einmachgläser) jeweils 1 EL Chiasamen hineingeben und mit jeweils 100 ml Milch übergießen. Gut verrühren und mindestens 4 Stunden (am besten aber über Nacht) quellen lassen.

● Gehackte Walnüsse in einer Pfanne ohne Fett anrösten, bis sie duften.

● Quark mit dem Wasser cremig aufschlagen. Eine Hälfte des Quarks mit dem Nussmus verrühren und jeweils auf die Chiapuddings verteilen. Die andere Hälfte mit den gehackten Nüssen vermengen und auf den Nussquark schichten. Zum Schluss die Feigen waschen, vierteln und obenauf legen.

Nährwerte pro Portion
410 kcal • 37 g Eiweiß • 26 g Kohlenhydrate • 18 g Fett • Energiedichte 105 kcal/100 g

Beeren-Frühstücks-Bowl

◷ 15 Min.

400 g körniger Frischkäse (0,8 % Fett) • 100 g Joghurt (1,5 % Fett) • Mark einer Vanilleschote (oder ⅓ TL gemahlene Vanille) • 150 g Erdbeeren • 150 g Heidelbeeren • 30 g gehackte Haselnüsse • 30 g Kokosflocken • 2 TL Haselnussmus

● Körnigen Frischkäse mit Joghurt und Vanille verrühren und auf zwei Schalen verteilen. Erdbeeren vom Grün befreien und waschen. Die Hälfte der Beeren pürieren. Heidelbeeren waschen. Haselnüsse und Kokosflocken hintereinander in einer Pfanne ohne Fett anrösten.

● Bowls mit den Toppings belegen: In Streifen zuerst das Erdbeermus, dann die Kokosflocken, Heidelbeeren, Haselnüsse und Erdbeeren. Zum Schluss das Haselnussmus (es muss gut verrührt sein, damit es flüssig genug ist) mit einem Teelöffel linienförming über die Toppings träufeln.

Nährwerte pro Portion
405 kcal • 27 g Eiweiß • 21 g Kohlenhydrate • 26 g Fett • Energiedichte 106 kcal/100 g

◗ Chiapudding mit Nussquark und Feigen

Spinat-Flan auf Balsamico-Pilzen

⊘ 50–60 Min. (inkl. 25–30 Min Backzeit)

- 300 g frischer Spinat (oder TK)
- 1 kleine und eine mittelgroße Zwiebel
- 1 Knoblauchzehe
- 6 TL Olivenöl

- 30 g geriebener Parmesan
- 2 EL Schmand
- 1 EL Butter (20 g)
- 1 EL Mehl
- 400 g braune Pilze
- 1 EL Balsamicoessig

- 1 EL gehackte Blattpetersilie
- 2 Eier (Größe L)
- Salz, Muskat, schwarzer Pfeffer aus der Mühle
- etwas Butter für die Förmchen

● Ofen auf 200 °C (180 °C Umluft) vorheizen.

● Spinat waschen (tiefgekühlten auftauen). Spinat in einem Topf bei mittlerer Hitze zusammenfallen lassen, gut ausdrücken und grob hacken. Zwiebel und Knoblauchzehe abziehen und hacken.

● 1 TL Olivenöl im Topf erhitzen. Knoblauch und Zwiebeln darin anbraten. Topf von der Herdplatte nehmen. Spinat, Parmesan und Schmand zu den Zwiebeln geben und alles zusammen pürieren. Mit Salz, Pfeffer und Muskat abschmecken. Zwei Soufflè-Förmchen mit etwas Butter einfetten und mit der Spinatmasse befüllen. Eine Auflaufform mit heißem Wasser füllen und die Förmchen hineinsetzen (sie sollten bis zur Hälfte im Wasser stehen). Im Ofen 25–30 Minuten garen.

● In der Zwischenzeit die zweite Zwiebel abziehen, in Ringe schneiden und mit dem Mehl benetzen. Butter in einer kleinen beschichteten Pfanne erhitzen und die Zwiebelringe darin bei mittlerer Hitze 8–10 Minuten backen und salzen.

● Pilze putzen, in Scheiben schneiden und in einer Pfanne in 5 TL Olivenöl kräftig anbraten. Mit Balsamico ablöschen und 2–3 Minuten bei geringer Hitze weitergaren. Mit Salz und Pfeffer würzen und mit Petersilie bestreuen.

● 1 Liter Wasser mit 100 ml Essig aufkochen. Eier einzeln in einer Schale aufschlagen, mit einer Kelle ins siedende Wasser tauchen und 3–4 Minuten pochieren.

● Flan aus dem Ofen nehmen und auf zwei Teller stürzen. Pilze und pochierte Eier drauflegen, mit Salz und Pfeffer würzen und mit Zwiebel bestreuen.

Nährwerte pro Portion
550 kcal • 27 g Eiweiß • 22 g Kohlenhydrate • 42 g Fett • Energiedichte 108 kcal/100 g

Wraps mit gerösteten Kichererbsen und Salat

⊘ 60 Min.

- 2 Eier
- 100 g Magerquark
- 100 g Gouda (geraspelt)
- 100 g Kichererbsen (Dose)
- 2 EL natives Olivenöl
- 1 TL Baharat (Gewürz-mischung)

- 100 g Naturjoghurt (1,5 % Fett)
- 1 TL Tahin (Sesampaste)
- ¼ TL Kreuzkümmel
- Saft von ½ Zitrone
- 200 g aromatische Strauchtomaten
- ½ Salatgurke
- 1 rote Zwiebel

- 100 g Rotkohl
- 1 EL gehackte Minze, je-weils 2 EL gehackter Kori-ander und Blattpetersilie
- 30 g Eisbergsalat
- nach Geschmack Su-mach, Salz und Pfeffer
- etwas Butter zum Ein-fetten

● Ofen auf 190 °C Ober/Unterhitze (170 °C Umluft) vorheizen.

● Ein rundes Pizzablech einfetten. Eier mit Quark, Käse und Pfeffer verrühren. Den Teig in die Form gießen und ver-teilen. Im Ofen 15–20 Minuten backen und herausnehmen. Ofentemperatur auf 230 °C (Grillstufe) hochdrehen.

● Kichererbsen abtropfen lassen, mit 1 EL Olivenöl vermischen, auf einem mit Backpapier belegten Blech verteilen. Mit Salz und Baharat würzen und im Ofen 10–12 Minuten rösten.

● Joghurt mit Tahin, Kreuzkümmel und 1 TL Zitronensaft verrühren. Mit Salz und Pfeffer abschmecken.

● Tomaten und Gurke waschen und in sehr kleine Würfel schneiden. Zwiebel abziehen und sehr fein hacken. Kohl wa-schen und fein raspeln. Eisbergsalat wa-schen und in Streifen schneiden.

● Fladen im Ofen kurz aufwärmen, dann mit 1 EL Joghurtsoße bestreichen. Kicher-erbsen mittig daraufgeben. Jeweils 1 EL Tomaten, Gurken, Rotkohl, 1 TL Zwie-belwürfel und den Eisbergsalat darauf verteilen. Zum Schluss den restlichen Joghurt daraufgeben und mit Sumach würzen. Den Fladen fest einrollen und in der Mitte durchschneiden.

● Das restliche Gemüse und die Kräuter mit 1 EL Olivenöl und dem restlichen Zi-tronensaft anmachen, mit Salz und Pfef-fer würzen und zu den Wraps servieren.

Nährwerte pro Portion
584 kcal • 34 g Eiweiß • 32 g Kohlen-hydrate • 37 g Fett • Energiedichte 95 kcal/100 g

Gemüsepfanne mit Feta

⊘ 30 Min.

½ Bund Blattpetersilie • 200 g Fetakäse • 1 große rote Paprika • 1 große grüne Paprika • 1 großer Zucchino • 1 große rote Zwiebel • 2 EL natives Olivenöl • ½ Tube Tomatenmark • 150 ml Wasser • Salz, Cayenne-Pfeffer

● Petersilie waschen und fein hacken. Fetakäse zerbröckeln.

● Gemüse waschen. Paprika entkernen und in Streifen schneiden. Zucchino dritteln und ebenfalls in Streifen schneiden. Zwiebel abziehen und achteln.

● Olivenöl in einer Pfanne erhitzen, Gemüse darin unter Wenden 2–3 Minuten scharf anbraten. Mit Salz und Pfeffer würzen. Tomatenmark hinzufügen und mit dem Gemüse gut verrühren. 1 Minute weiterbraten. Nach und nach unter Rühren das Wasser hinzufügen. Nach Geschmack mit Salz und Pfeffer würzen. Das Gemüse durchgaren. Ggf. zwischendurch immer etwas Wasser nachgießen. Gemüse in tiefe Teller geben. Fetakäse darüber verteilen und mit Petersilie bestreuen.

Nährwerte pro Portion
490 kcal • 24 g Eiweiß • 22 g Kohlenhydrate • 36 g Fett • Energiedichte 95 kcal/100 g

Ofenkürbis mit Salbei-Butter

⊘ 30 Min.

500 Hokkaidokürbis • Vanilleschote • 6 Salbeiblätter • 20 g Butter • 1 TL Honig • 150 g Ziegenfrischkäse (als Rolle) • 10–12 Walnüsse Salz und Pfeffer • Butter zum Einfetten • 1 Tarteform

● Ofen auf 200° Ober- und Unterhitze (180° Umluft) vorheizen. Kürbis abwaschen, aushöhlen und in 4 cm große Spalten schneiden. Kürbisspalten in einer gefettete Tarteform verteilen, mit Salz und Pfeffer würzen.

● Mark der Vanilleschote auskratzen. Salbei waschen, in Streifen schneiden. Butter in einem Topf zerlassen, Salbei, Vanille und Honig hinzufügen und 30 Sekunden schwenken.

● Kürbisspalten mit der Vanille-Salbei-Butter einpinseln und im Ofen 10–12 Minuten backen. Ziegenfrischkäse in gleich große Scheiben schneiden, jeweils eine Walnuss daraufsetzen, auf die Kürbisspalten legen und im Ofen 2 Minuten gratinieren.

Nährwerte pro Portion
563 kcal • 21 g Eiweiß • 37 g Kohlenhydrate • 38 g Fett • Energiedichte 152 kcal/100 g

⬥ Ofenkürbis mit Vanille-Salbei-Butter

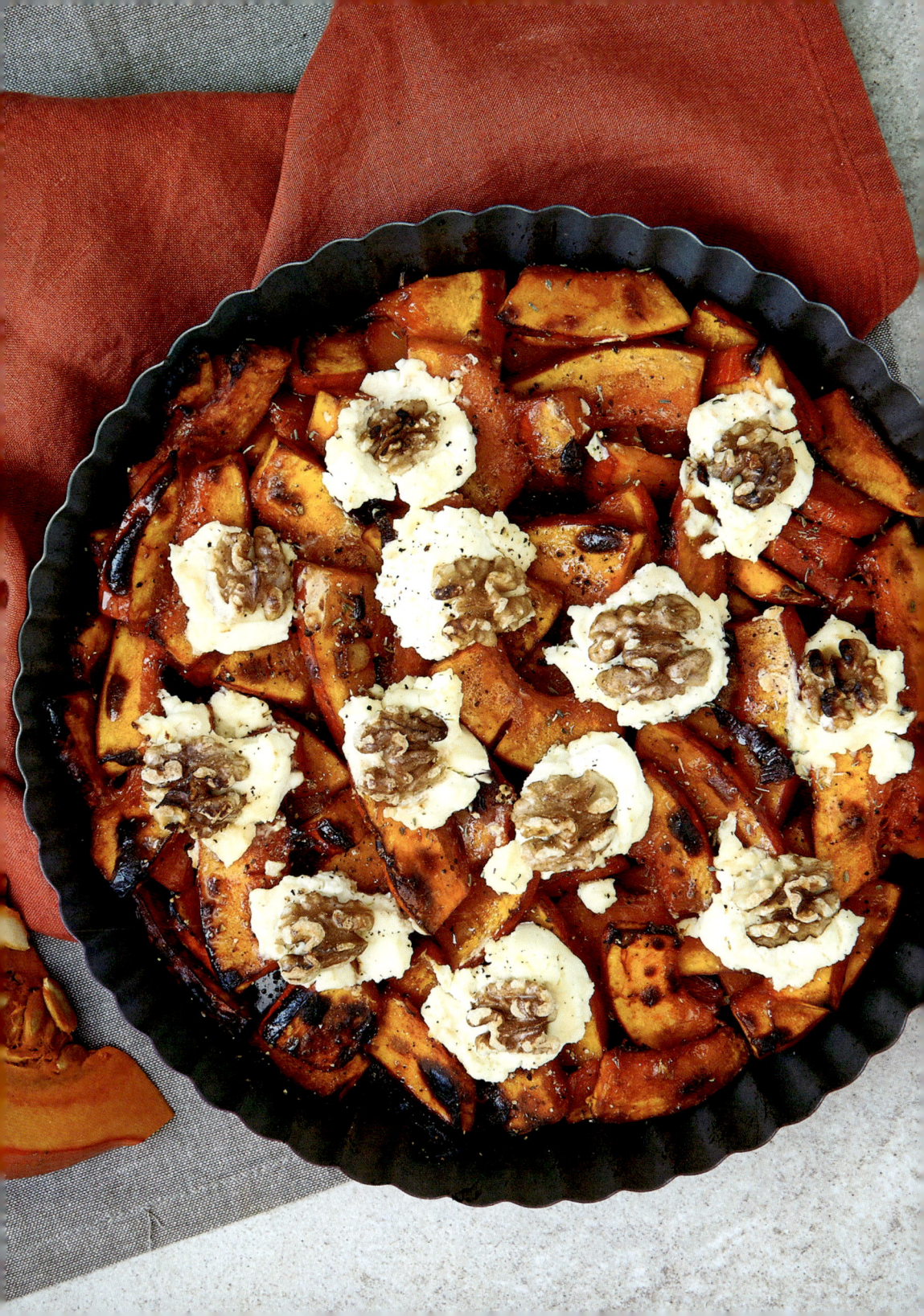

Shakshuka mit Artischocken

⊘ 25 Min.

1 Schalotte • 1 rote Paprika • 50 g schwarze Oliven (ohne Stein) • 5 Artischockenherzen aus dem Glas/Dose • 1 EL natives Olivenöl • 2 TL Tomatenmark • 1 große Dose geschälte Tomaten (400 g) • 1 TL getrockneter Oregano • Prise Zucker • 4 Eier • 2–3 Stängel gehackte Blattpetersilie • Salz, Cayennepfeffer, schwarzer Pfeffer

● Schalotte abziehen und fein hacken. Paprika waschen und in feine Streifen schneiden. Oliven und Artischocken abtropfen, Letztere in Streifen schneiden.

● Öl in einer großen Pfanne erhitzen. Schalotten andünsten, Paprika hinzugeben und kurz braten. Tomatenmark hinzufügen und mitrösten. Tomaten, Oliven und Artischocken dazugeben. Mit Oregano, Zucker, Salz und Cayennepfeffer würzen und 5 Minuten köcheln lassen.

● Eier einzeln aufschlagen und in die Tomatensoße setzen. Mit Salz und schwarzem Pfeffer würzen und mit geschlossenem Deckel die Eier bis zur gewünschten Konsistenz stocken lassen. Mit Petersilie bestreuen und servieren.

Nährwerte pro Portion
366 kcal • 19 g Eiweiß • 21 g Kohlenhydrate • 25 g Fett • Energiedichte
74 kcal/100 g

Spargel-Frittata mit getrockneten Tomaten

⊘ 30 Min.

300 g grüner Spargel • 50 g getrocknete Tomaten (ohne Öl) • 2 kleine rote Zwiebeln • 6 Eier • 100 ml Milch (3,5 % Fett) • 50 g geriebener Parmesan • 5 TL natives Olivenöl • 1 TL Butter • Salz und Pfeffer nach Geschmack

● Ofen auf 200 °C (180 °C Umluft) vorheizen.

● Spargel waschen, in 1 cm dicke Scheiben schneiden. Getrocknete Tomaten hacken. Zwiebel abziehen und in Ringe schneiden. Eier mit Milch, Parmesan, Salz und Pfeffer verquirlen.

● Olivenöl in einer feuerfesten Pfanne erhitzen. Spargel und Zwiebeln erst bei großer Hitze 2 Minuten anbraten, dann bei niedriger Temperatur 5 Minuten weitergaren. Mit Salz und Pfeffer würzen. Getrocknete Tomaten dazugeben. Butter in der Pfanne zerlassen. Eimasse darübergießen und 5 Minuten stocken lassen. Pfanne in den Ofen stellen und 10 Minuten backen, bis die Oberfläche goldbraun ist. Frittata auf einen Teller stürzen und servieren.

Nährwerte pro Portion
530 kcal • 35 g Eiweiß • 19 g Kohlenhydrate • 36 g Fett • Energiedichte
114 kcal/100 g

Apfel-Quark-Auflauf

⊘ Zubereitung: 10 Min. + 30 Min Backzeit

2 kleine Äpfel • 4 Eier • 400 g Magerquark •
1 EL Kokosmehl (oder Leinsamenmehl
oder Mandelmehl) • Mark einer Vanilleschote (oder ⅓ TL gemahlene Vanille) •
½ TL Zimt • 2 EL Mandelblättchen • etwas
Butter zum Einfetten • eine Prise Salz

● Ofen auf 170 °C Umluft vorheizen.
Eine mittlere Auflaufform mit etwas
Butter einfetten.

● Äpfel schälen und in Würfel schneiden. Eier trennen. Das Eiweiß mit einer Prise Salz steif schlagen. Eigelbe mit
Quark, Mehl, Vanille und Zimt verrühren
und ein paar Minuten quellen lassen.

● Äpfel zur Quarkmasse geben und den
Eischnee vorsichtig unterheben. Die
Masse in eine Auflaufform geben und
im Ofen (mittlere Schiene) 30–35 Minuten backen. Nach der Hälfte der Backzeit die Mandelblättchen auf den Auflauf
streuen.

Nährwerte pro Portion
506 kcal • 42 g Eiweiß • 35 g Kohlenhydrate • 22 g Fett • Energiedichte
105 kcal/100 g

Sellerie-Scheiben mit Kräuterquark

⊘ 30 Min.

1 Schalotte • 100 g Schmand • 200 g Magerquark • 1 TL Zitronensaft • 1 TL natives Olivenöl • 3 EL frische gehackte Kräuter (Schnittlauch, Petersilie, Minze …) •
1 mittelgroßer Knollensellerie • 1 Ei • 2 EL
Mehl • 50 g geriebener Parmesan • 20 g
Butterschmalz • Salz und Pfeffer nach
Geschmack

● Schalotte abziehen und sehr fein hacken. Schmand, Quark, Zitronensaft, Olivenöl, Schalotte und Kräuter verrühren.
Mit Salz und Pfeffer abschmecken.

● Sellerie schälen, in fingerdicke Scheiben schneiden. Selleriescheiben nochmals halbieren und in kochendem
Salzwasser in etwa 5 Minuten bissfest
garen, anschließend kalt abschrecken
und trocken tupfen. Ei verquirlen.

● Selleriescheiben zuerst mit Mehl bestäuben, dann durch das Ei ziehen und
im Parmesan wenden. In der Pfanne
Butterschmalz zerlassen und die Scheiben darin bei mittlerer Hitze beidseitig
goldbraun anbraten. Mit Salz und Pfeffer
würzen und mit Kräuterquark servieren.

Nährwerte pro Portion
545 kcal • 31 g Eiweiß • 32 g Kohlenhydrate • 35 g Fett • Energiedichte
103 kcal/100 g

HAUPTGERICHTE VEGETARISCH

HAUPTGERICHTE VEGETARISCH

Blumenkohlpizza mit Tomaten und Basilikum

⊘ 60 Min.

- 3 Strauchtomaten
- 1 Mozzarellakugel (125 g)
- 10–15 frische Basilikumblätter
- 1 kleiner Blumenkohl (soll 400–500 g Blumenkohlraspel ergeben)
- 2 EL natives Olivenöl
- 1 Ei (Größe L)
- 50 g geriebener Gouda
- 80 g frisch geriebener Parmesan
- 1 TL getrockneter Oregano
- Salz, schwarzer Pfeffer aus der Mühle
- etwas Öl zum Einfetten

● Ofen auf 230 °C (Grillstufe) vorheizen. Ein Pizzablech einfetten.

● Tomaten waschen, Mozzarella abtropfen. Beides in Scheiben schneiden. Basilikum in Streifen schneiden.

● Blumenkohl putzen und in Röschen teilen, diese waschen und dann in einer Küchenmaschine zerhäckseln oder fein reiben. Die Blumenkohlraspel in ein feines Sieb geben, mit ½ TL Salz würzen und 10 Minuten ziehen lassen. Anschließend mit den Händen so viel Wasser wie möglich aus dem Blumenkohl pressen.

● Blumenkohl, Ei, Pfeffer, Gouda und 50 g des Parmesans zu einem Teig verkneten. Den Blumenkohlteig auf dem Pizzablech dünn verstreichen. 1 EL Olivenöl darauf verteilen (am besten mit einem Pinsel oder mit der flachen Hand). Pizzateig im Ofen 10–15 Minuten vorbacken, bis er goldbraun wird. Blech herausnehmen. Pizza mit Mozzarella und Tomaten belegen, mit Parmesan und Oregano bestreuen sowie mit 1 EL Olivenöl beträufeln. Im Ofen nochmals 10 Minuten backen. Blumenkohlpizza mit Basilikum bestreuen und mit grobem Pfeffer und Salz würzen.

Nährwerte pro Portion
595 kcal • 36 g Eiweiß • 16 g Kohlenhydrate • 45 g Fett • Energiedichte 128 kcal/100 g

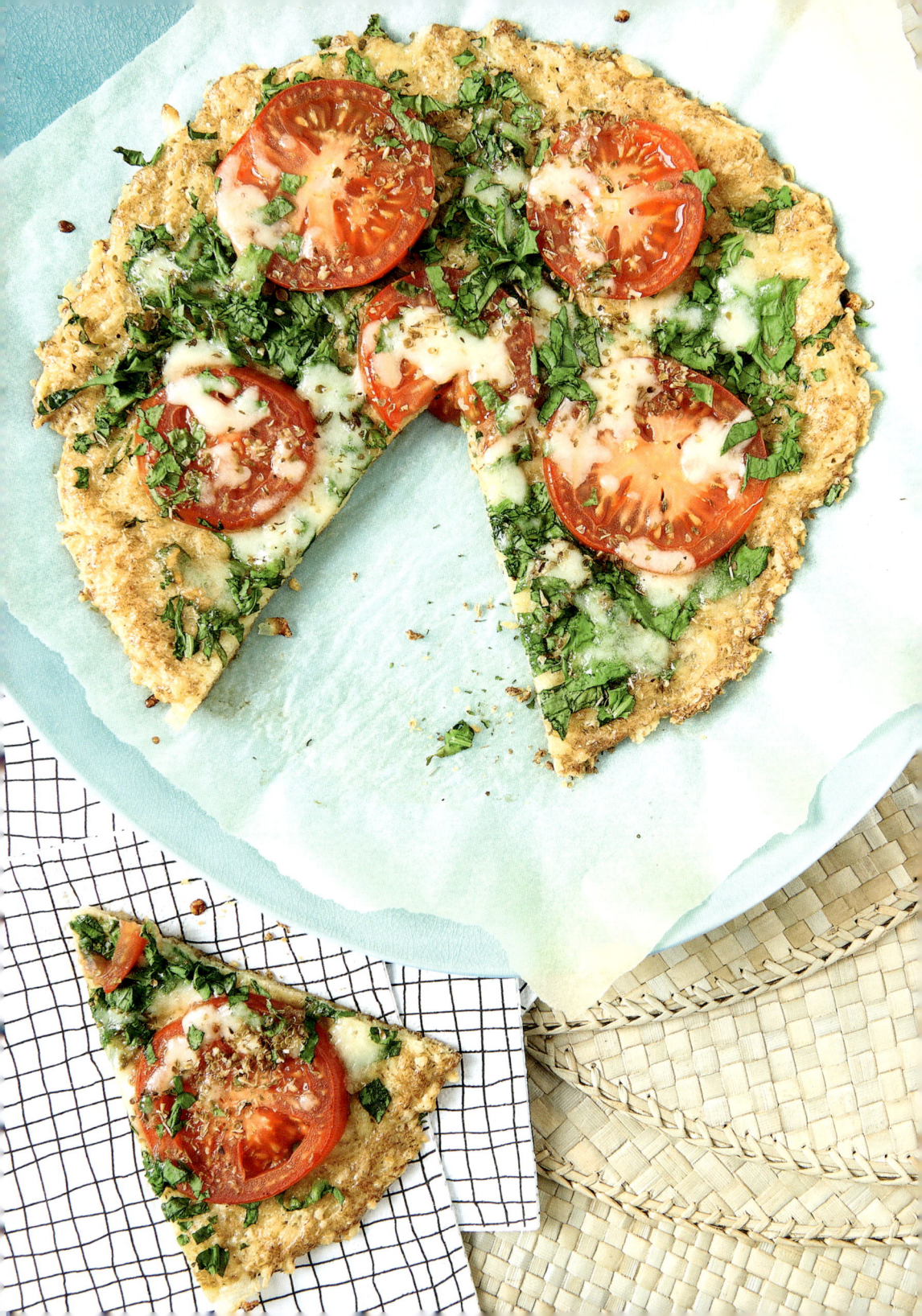

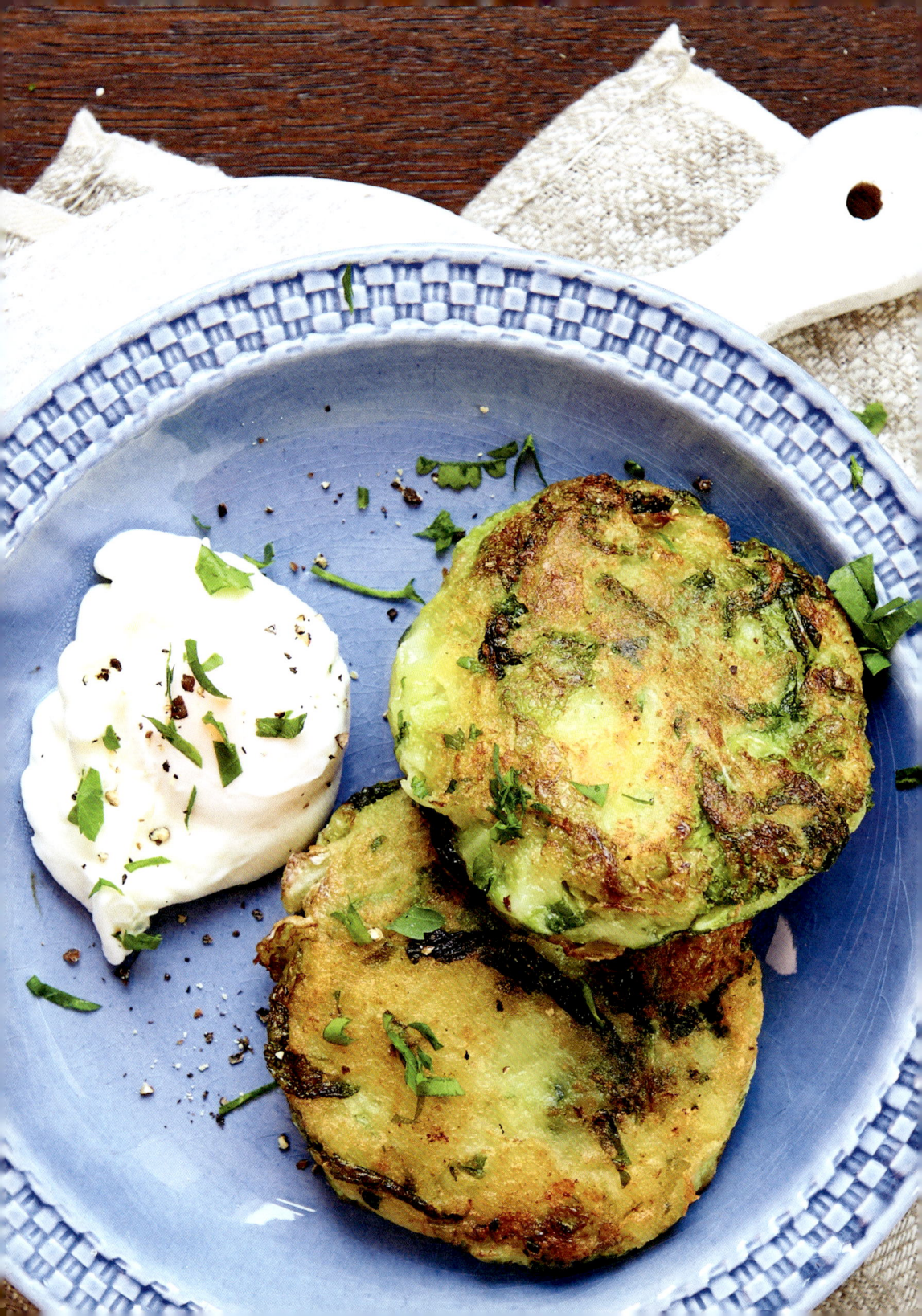

Zucchinipuffer mit Kräuter-Tsatsiki

etwa 8 Stück
⊘ 45 Min.

- ½ Gurke
- 150 g Naturjoghurt
  (3,5 % Fett)
- ½ Knoblauchzehe

- 1 EL gehackte Kräuter
  (z. B. Petersilie, Basilikum, Minze)
- 1 TL Saft einer Zitrone
- 5 TL natives Olivenöl
- 2 große Zucchini

- 125 g Feta
- 1 Frühlingszwiebel
- 2 EL gehackte Petersilie
- 1 Ei
- 2 EL Kichererbsenmehl
- Salz und Pfeffer

● Gurke schälen und fein reiben, salzen, 5 Minuten ziehen lassen und anschließend die Flüssigkeit auspressen. Gurken mit dem Joghurt vermischen. Knoblauch auspressen und hinzufügen. Kräuter, Zitronensaft und 1 TL Olivenöl unterrühren. Mit Salz und Pfeffer abschmecken.

● Zucchini waschen, fein reiben und salzen. 10 Minuten ziehen lassen. Zucchiniraspel in ein Geschirrtuch geben und die Flüssigkeit sehr gut auspressen.

● Feta mit der Gabel zerbröckeln. Frühlingszwiebel in Ringe schneiden. Zucchini, Feta, Petersilie, Frühlingszwiebel und das Ei vermengen. Zum Schluss das Mehl dazugeben, mit Pfeffer und etwas Salz würzen und die Zucchinimasse (am besten mit den Händen) verkneten.

● In einer beschichteten Pfanne 4 TL Olivenöl erhitzen. Mit den Händen aus der Zucchinimasse kleine Bällchen formen, ins heiße Öl setzen und mit einer Gabel leicht plattdrücken. Von beiden Seiten goldgelb anbraten.

● Zucchinipuffer mit Tsatsiki servieren.

Nährwerte pro Portion
425 kcal • 27 g Eiweiß • 16 g Kohlenhydrate • 23 g Fett • Energiedichte 79 kcal/100 g

Gebratener Fenchel mit Orangen und Garnelen

⊘ 30 Min.

- 300 g Garnelen (roh mit Schale)
- 1 Orange + Saft von ½ Orange
- 600 g Fenchel (2–3 Knollen)
- 1 Knoblauchzehe
- ½ Chilischote
- 3 EL natives Olivenöl
- 10 g Butter
- 1 TL Honig
- Salz und schwarzer Pfeffer aus der Mühle

● Garnelen rechtzeitig auftauen.

● Orange mit dem scharfen Messer inkl. der weißen Haut schälen. Dann die Frucht quer in Scheiben schneiden. Scheiben nochmals halbieren.

● Fenchel waschen, grün abschneiden und zur Seite legen. Knollen längs in dünne Scheiben schneiden.

● Knoblauch abziehen und in feine Scheiben schneiden. Chilischote waschen und in feine Ringe schneiden.

● 2 EL Olivenöl in einer beschichteten Pfanne erhitzen. Fenchel darin kurz von allen Seiten scharf anbraten. Mit Salz und Pfeffer würzen. Dann Hitze reduzieren. Butter hinzufügen und etwa 3–4 Minuten garen, zwischendurch wenden. Honig dazugeben und weitere 2 Minuten köcheln lassen. Mit Orangensaft ablöschen, kurz einkochen lassen. Kurz vor dem Servieren die Orangen und das Fenchelgrün zum Gemüse geben und kurz mitschwenken.

● In der Zwischenzeit 1 EL Olivenöl in einer anderen Pfanne erhitzen. Knoblauch und Chili darin anrösten. Garnelen mitsamt der Schale dazugeben und scharf anbraten. Mit Salz würzen.

● Fenchel-Orangen auf zwei Teller verteilen. Garnelen auf das Gemüse geben und servieren.

Nährwerte pro Portion
432 kcal • 33 g Eiweiß • 29 g Kohlenhydrate • 22 g Fett • Energiedichte 77 kcal/100 g

Fisch-Kräuter-Frikadellen mit Gurken-Radieschen-Salat

⊘ 30 Min.

- 1 Salatgurke
- 5 Radieschen
- 1 TL brauner Zucker
- ½ rote Chilischote
- 1 TL frisch geriebener Ingwer
- 2 EL Limettensaft
- 1 EL geröstetes Sesamöl
- 1 EL helles Sesamöl

- 1 EL gehackter Koriander
- 150 g Lachs
- 200 g Seelachs
- 1 Frühlingszwiebel
- 1 Knoblauchzehe
- 2 EL frisch gehackte Kräuter (Dill, Schnittlauch, Koriander …)
- 1 EL Saft einer Zitrone

- 1 Eigelb
- 5 TL natives Olivenöl
- 1 TL Butter
- Salz und Pfeffer nach Geschmack

● Gurke waschen, halbieren, aushöhlen und quer in 1 cm dicke Scheiben schneiden. Radieschen waschen, hobeln und zusammen mit den Gurken in eine Schüssel geben. Zucker darüberstreuen und ein paar Minuten ziehen lassen. Chilischote waschen und fein schneiden. Chili, Ingwer, Limettensaft und Sesamöl verrühren und den Gurkensalat damit kurz vor dem Servieren anmachen und nach Geschmack mit Salz würzen und mit Koriander bestreuen.

● Fischfilets waschen, trocken tupfen, würfeln und grob mixen. Frühlingszwiebel waschen und in Ringe schneiden. Knoblauch abziehen und pressen. Zwiebel, Kräuter, Knoblauch und Eigelb zum Fisch geben, Zitronensaft hinzufügen und mit Salz und Pfeffer würzen. Alles mit den Händen gut durchkneten.

● Olivenöl in der Pfanne erhitzen. Aus der Fischmasse Frikadellen formen und rundherum goldgelb anbraten. Zum Schluss Butter hinzufügen und Frikadellen darin wenden.

● Fischfrikadellen mit Gurken-Radieschen-Salat servieren.

Nährwerte pro Portion
530 kcal • 38 g Eiweiß • 13 g Kohlenhydrate • 37 g Fett • Energiedichte 112 kcal/100 g

Gebratene Sardellen auf Bohnengemüse

⊘ 30 Min.

200 g Honigtomaten • 1 kleine rote Zwiebel • 400 g grüne Bohnen (frisch oder TK) • 400 g frische Sardellenfilets (küchenfertig) • 20 g Mehl • 5 EL natives Olivenöl • 1 Zitrone • Salz und Pfeffer aus der Mühle

● Tomaten waschen und halbieren. Zwiebel abziehen und fein hacken. Von den frischen Bohnen die Enden abschneiden. Bohnen waschen und in reichlich kochendem Salzwasser in 8–10 Minuten bissfest garen. Bohnen absieben und kalt abschrecken.

● In der Zwischenzeit die Sardellenfilets kalt abbrausen, abtupfen und mit Mehl bestäuben. 3 EL Olivenöl in einer Pfanne erhitzen und Sardellen darin rundherum in 2–3 Minuten knusprig anbraten, anschließend salzen und mit dem Saft einer halben Zitrone beträufeln.

● Bohnen mit Tomaten und Zwiebel in eine Schüssel geben. Mit 3 EL Olivenöl und dem Saft der zweiten Zitronenhälfte anmachen. Mit Salz und Pfeffer würzen.

● Bohnen mit Sardellenfilets servieren.

Nährwerte pro Portion
575 kcal • 47 g Eiweiß • 24 g Kohlenhydrate • 33 g Fett • Energiedichte 90 kcal/100 g

Kabeljau alla puttanesca

⊘ 35 Min.

400 g Kabeljau • 1 Speisezwiebel • 1 Knoblauchzehe • 80 g schwarze Oliven (ohne Stein) • 1 EL Kapern • 80 g getrocknete Tomaten (nicht in Öl) • 3 EL natives Olivenöl • 500 g geschälte Tomaten aus der Dose • 50 ml Weißwein • je 1 TL getrockneter Oregano und Basilikum • 6 Blätter frisches Basilikum • Salz, Pfeffer und Chili

● Kabeljau waschen, trocknen, in 4 bis 5 cm große Stücke schneiden, mit Salz und Pfeffer würzen. Zwiebel schälen, fein hacken. Knoblauch abziehen und in feine Scheiben schneiden. Oliven und Kapern abtropfen. Getrocknete Tomaten in Streifen schneiden.

● 2 EL Olivenöl in einer Pfanne erhitzen. Zwiebeln und Knoblauch darin bei mittlerer Hitze 2 Minuten braten. Hitze erhöhen und Fischmedaillons darin kurz scharf anbraten. Alle Tomaten, Kapern, Oliven und Weißwein hinzufügen. Mit Salz, Pfeffer, Chili und Kräutern würzen und bei niedriger Temperatur 15–20 Minuten mit geschlossenem Deckel köcheln lassen. Zum Schluss Basilikum und 1 EL Olivenöl dazugeben.

Nährwerte pro Portion
505 kcal • 42 g Eiweiß • 27 g Kohlenhydrate • 25 g Fett • Energiedichte 83 kcal/100 g

Zanderfilet auf gebackenem Wurzelgemüse

⏱ 45 Min.

- 300 g frische Rote Bete
- 200 g Möhren
- 100 g Schalotten
- 4 EL natives Olivenöl
- 1 TL Thymianblättchen
- 1 EL Honig
- 2 Zanderfilets mit Haut (à 180 g)
- 1 EL Mehl
- 20 g Butter
- Salz und Pfeffer nach Geschmack

● Ofen auf 200 °C (180 °C Umluft) vorheizen. Ein Blech mit Backpapier auslegen.

● Rote Bete schälen und in 2 cm dicke Würfel schneiden. Möhren schälen und 3 cm dicke Scheiben schneiden. Schalotten abziehen und halbieren.

● Alles zusammen in eine Schüssel geben, Olivenöl und Thymian hinzufügen und das Gemüse in der Schüssel schwenken, bis alle Stücke mit Öl benetzt sind.

● Gemüse auf dem Blech verteilen und mit Salz und Pfeffer würzen. Im Ofen ca. 30 Minuten backen. Zwischendurch wenden. 10 Minuten vor Ende der Backzeit den Honig verflüssigen und das Gemüse damit einpinseln.

● Zanderfilets kalt abbrausen, trocken tupfen mit Salz und Pfeffer würzen und mit dem Mehl bestäuben. 1 EL Olivenöl in der Pfanne erhitzen und den Zander zuerst mit der Haut nach unten 1 Minute anbraten, dann wenden und eine weitere Minute braten. Butter hinzufügen und den Fisch weiter 3–4 Minuten braten. Nach Geschmack mit Salz und Pfeffer würzen.

● Zanderfilets auf Wurzelgemüse servieren!

Nährwerte pro Portion
538 kcal • 39 g Eiweiß • 30 g Kohlenhydrate • 30 g Fett • Energiedichte 104 kcal/100 g

Lachs auf Zitronen-Erbsenpüree mit Salat

⊘ 40 Min.

- 1 Radicchio-Salat
- 1 kleiner Endiviensalat
- 1 EL Wasser
- 2 EL natives Olivenöl
- 1 EL Weißweinessig

- 1 schwach gehäufter TL Zucker
- 2 Lachsfilets (à 125 g)
- ½ Bio-Zitrone
- 2 TL Mehl
- 50 ml Wasser

- 1 Schalotte
- 3 TL Butter
- 300 g Erbsen (TK)
- Salz und Pfeffer nach Geschmack

● Radicchio und Endiviensalat waschen und in ganz feine Streifen schneiden. 1 EL Wasser, 1 EL Olivenöl, Weißweinessig, Zucker und etwas Salz verrühren und den Salat damit anmachen und etwas durchziehen lassen.

● Lachsfilets kalt abbrausen, trocken tupfen und mit etwas Zitronensaft beträufeln. Den Fisch mit dem Mehl bestäuben. Mit Salz und Pfeffer würzen. 1 EL Olivenöl in einer Pfanne erhitzen und die Filets darin von beiden Seiten bei hoher Hitze bräunen. Anschließend die Temperatur reduzieren. 50 ml Wasser hinzufügen und den Fisch 8–10 Minuten köcheln lassen.

● In der Zwischenzeit die Schalotte abziehen und fein würfeln. Zitrone heiß abwaschen und die Schale abreiben. 1 TL Butter in einer Pfanne erhitzen und Schalotten darin dünsten. Erbsen hinzufügen und kurz mitbraten. Mit Wasser ablöschen (sodass die Erbsen gerade so bedeckt sind) und 4–6 Minuten garen. Erbsen mit einem Pürierstab pürieren. 2 TL Butter, Zitronenabrieb und -saft hinzufügen und 2–3 Minuten bei niedriger Temperatur unter ständigem Rühren garen. Mit Salz und Pfeffer würzen.

● Erbsenpüree auf zwei flache Teller verteilen, Lachs daraufsetzen und mit Salat servieren!

Nährwerte pro Portion
566 kcal • 38 g Eiweiß • 37 g Kohlenhydrate • 31 g Fett • Energiedichte 132 kcal/100 g

Steak mit Sellerie und Krautsalat

⊘ 45 Min.

- 1 Sellerieknolle
  (ca. 400 g ohne Schale)
- 5 EL natives Olivenöl
- ½ Spitzkohl
  (ca. 300 g ohne Strunk)

- 1 Möhre
- ½ säuerlicher Apfel
- 1 EL Apfelessig
- 2 Hüftsteaks (à 150 g)
- 2 TL Butterschmalz

- Salz, grobes Meersalz,
  Cayennepfeffer, Paprikapulver (scharf), Steak-
  pfeffer

● Ofen auf 220 °C (Umluft 200 °C) vorheizen. Ein Blech mit Backpapier auslegen.

● Sellerieknolle schälen, in 1 cm breite Scheiben schneiden. Diese mit einem Wellenmesser in 1 cm dicke Stifte schneiden und in eine große Schüssel geben. 4 EL Olivenöl hinzufügen, Schüssel schwenken, so dass alle Selleriestifte gut mit dem Öl benetzt sind. Paprikapulver hinzufügen und Pommes wieder schwenken. Pommes auf dem Blech verteilen, mit Cayennepfeffer würzen und im Ofen 20–30 Minuten backen, bis sie schön braun werden. Selleriepommes kurz vor dem Servieren mit grobem Meersalz würzen.

● Spitzkohl von den äußeren Blättern befreien. Längs halbieren, den Strunk herausschneiden. Von der Spitze beginnend den Spitzkohl in sehr feine Streifen schneiden, die langen Streifen noch einmal halbieren. Möhre schälen und reiben. Den Apfel schälen, entkernen und in kleine Würfel schneiden. Alles in eine Schüssel geben und mit 1 EL Olivenöl, Apfelessig und Salz würzen. Ein paar Minuten ziehen lassen.

● Die Steaks mit Salz würzen. In einer Grill- oder gusseisernen Pfanne Butterschmalz erhitzen. Steaks von beiden Seiten jeweils 2 Minuten anbraten. Pfanne von der Herdplatte nehmen und mit geschlossenem Deckel das Fleisch in der Restwärme 5–7 Minuten ruhen lassen. Vor dem Servieren mit Steakpfeffer kräftig würzen.

● Steaks mit Selleriepommes und Krautsalat servieren.

Nährwerte pro Portion
567 kcal • 41 g Eiweiß • 34 g Kohlenhydrate • 33 g Fett • Energiedichte 88 kcal/100 g

HAUPTGERICHTE MIT FLEISCH

Hähnchenbrust mit Orangen-Möhren aus dem Ofen

⏱ 60 Min.

- 2 Hähnchenbrustfilets à 180 g
- 3 EL natives Olivenöl
- 1 Bio-Orange
- 1 EL Honig
- 3 TL körniger Senf
- 1 Zweig Rosmarin
- 500 g Möhren
- Salz und Cayennepfeffer

● Ofen 220 °C (Umluft 200 °C) vorheizen.

● Das Fleisch kalt abbrausen, trocken tupfen, mit Salz und Cayennepfeffer würzen. 1 EL Olivenöl in einer Pfanne erhitzen und die Filets darin von beiden Seiten jeweils 1 Minute bei starker Hitze anbraten und beiseitestellen.

● Orange heiß abwaschen und halbieren. Eine Orangehälfte in vier dünne Scheiben schneiden. Von der anderen Hälfte die Schale abreiben und den Saft auspressen. 2 EL Olivenöl, Orangensaft, Orangenabrieb, Honig, Senf und Cayennepfeffer verrühren.

● Rosmarin waschen, Nadeln abzupfen. Möhren schälen und in 1 bis 2 cm dicke Scheiben schneiden.

● Backpapier in zwei Hälften schneiden und auf das Backblech legen. Auf jedes Backpapier ein Stück Fleisch legen. Jeweils die Hälfte der Möhren um jedes Stück Fleisch verteilen. Mit Salz und Cayennepfeffer würzen. Die Marinade auf das Fleisch und die Möhren träufeln. Jeweils zwei Orangenscheiben auf die Filets legen. Rosmarin darüberstreuen. Im Ofen 25–30 Minuten garen. Möhren zwischendurch wenden und Marinade über das Fleisch träufeln.

● Zum Servieren das Backpapier an den Seiten zusammendrehen, so dass ein Päckchen entsteht.

Nährwerte pro Portion
480 kcal • 47 g Eiweiß • 37 g Kohlenhydrate • 18 g Fett • Energiedichte 90 kcal/100 g

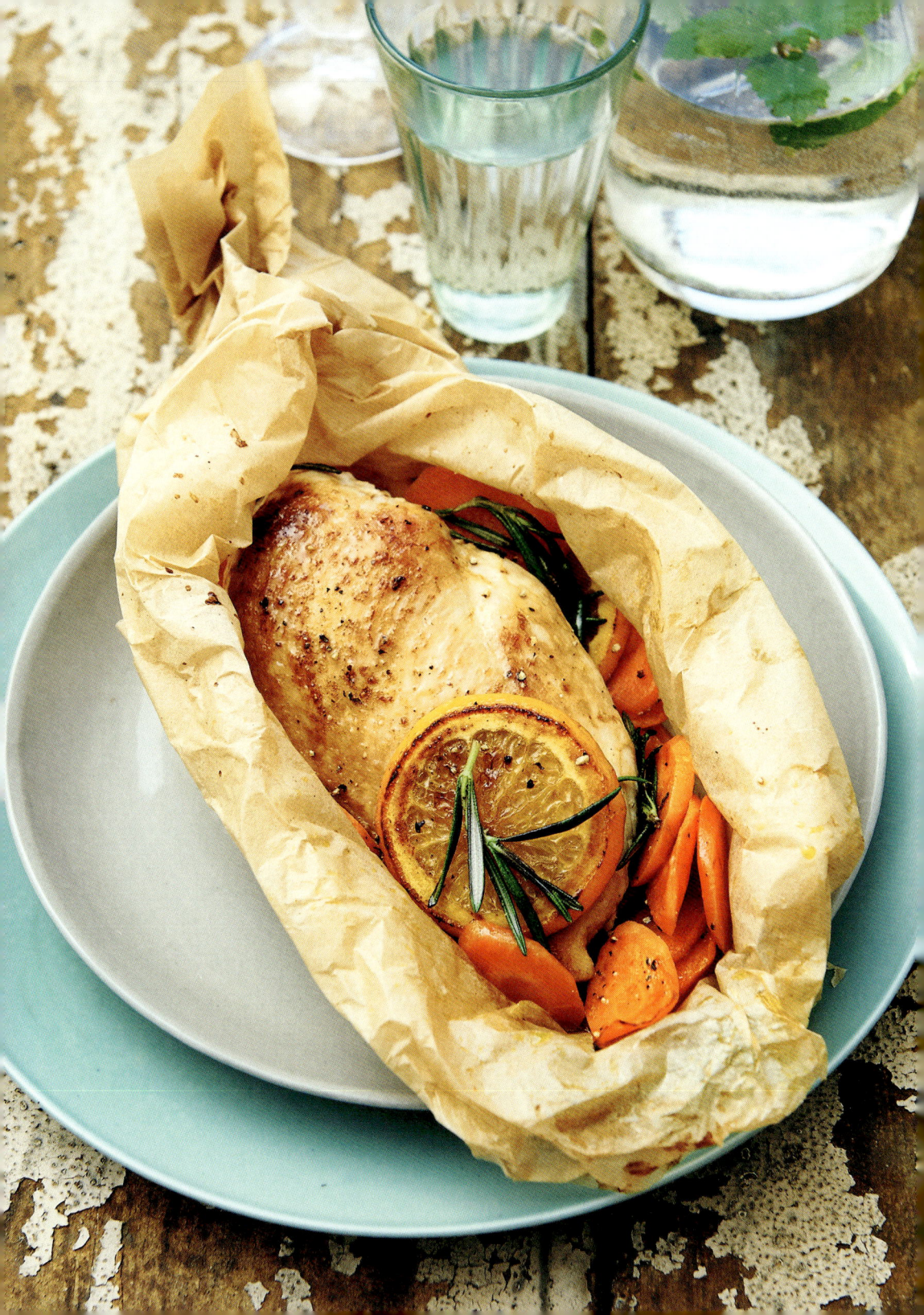

Lammkoteletts mit Blumenkohl und Tahin-Joghurt

⊘ 40 Min.

- 1 kleiner Blumenkohl
- 5 TL natives Olivenöl
- 1 TL Baharat
- 1 Knoblauchzehe
- 125 g Joghurt (1,5 % Fett)

- 1 EL Tahin
- 1 EL Zitronensaft
- jeweils 1 EL gehackte Petersilie und Koriander
- 1 EL Granatapfelkerne

- 4 Lammkoteletts
- Salz und schwarzer Pfeffer aus der Mühle

● Ofen auf 220 °C (200 Umluft) vorheizen. Backblech mit Backpapier auslegen.

● Blumenkohl in Röschen zerteilen, diese waschen, trocken tupfen und in einen Gefrierbeutel geben. 4 TL Olivenöl mit Baharat vermischen und zum Blumenkohl geben. Beutel verschließen und Röschen mit der Marinade gut vermischen. Blumenkohl auf dem Blech verteilen und im Ofen 20 Minuten backen. Anschließend nach Geschmack mit Salz würzen.

● Knoblauch abziehen und pressen. Joghurt, Tahin, Zitronensaft, Olivenöl und Knoblauch verrühren. Mit etwas Salz und Pfeffer würzen. Mit Kräutern und Granatapfelkernen bestreuen.

● 1 TL Olivenöl in einer Pfanne erhitzen. Lammkoteletts von beiden Seiten 3–4 Minuten anbraten. Anschließend mit Salz und Pfeffer würzen.

● Lammkoteletts mit gerösteten Blumenkohlröschen und Tahin-Joghurt anrichten.

Nährwerte pro Portion
614 kcal • 39 g Eiweiß • 23 g Kohlenhydrate • 42 g Fett • Energiedichte 112 kcal/100 g

Zucchini-Hack-Pfanne mit Minz-Joghurt

⊘ 30 Min.

600 g Zucchini • 1 EL Pinienkerne • 20 g Datteln (getrocknet) • 5 natives Olivenöl • 15 g Butter • 150 g Naturjoghurt (3,5 % Fett) • ⅓ TL Kreuzkümmel • 1 EL frisch gehackte Minze • 1 TL Zitronensaft • Zimt, Salz und Pfeffer nach Geschmack

● Zucchini waschen und quer in dünne Scheiben schneiden. Pinienkerne ohne Fett anrösten. Datteln klein hacken.

● 1 TL Olivenöl in einer großen beschichteten Pfanne erhitzen. Hackfleisch darin krümelig anbraten, mit Salz und Pfeffer würzen und herausnehmen. 2 TL Olivenöl in die Pfanne geben. Zucchini darin von allen Seiten 5–6 Min scharf anbraten. Zimt, Datteln, Honig und Butter hinzufügen. Zucchini leicht salzen und pfeffern und bei niedriger Temperatur garen, bis die Zucchini weich sind. Die Pinienkerne und das Hackfleisch unterrühren und kurz mitgaren.

● In der Zwischenzeit Joghurt mit Kreuzkümmel, Zitronensaft und Minze verrühren. Mit Salz und Pfeffer würzen. Mit Zimt-Hack-Zucchini servieren!

Nährwerte pro Portion
584 kcal • 32 g Eiweiß • 25 g Kohlenhydrate • 41 g Fett • Energiedichte 118 kcal/100 g

Rindfleischstreifen auf Thymian-Chili-Tomaten

⊘ 30 Min.

600 g aromatische Cocktailtomaten (z. B. Honigtomaten) • ½ rote Chilischote • 4 EL Olivenöl • 2 Hüftsteaks (Rind) à 200 g • 2 TL Puderzucker • Blättchen von 2 Thymianzweigen • grobes Salz und schwarzer Pfeffer aus der Mühle

● Tomaten waschen und trocken tupfen. Chili waschen, halbieren, entkernen und in feine Ringe schneiden.

● 2 EL Olivenöl in einer Pfanne erhitzen. Hüftsteaks von beiden Seiten 1 Minute scharf anbraten, die Hitze reduzieren und weitere 2–3 Minuten braten. Fleisch herausnehmen, mit Salz und Pfeffer würzen und in Streifen schneiden.

● Temperatur wieder erhöhen und restliches Öl in der Pfanne erhitzen. Thymian und Chili im Öl kurz anbraten, dann Tomaten hineingeben und mit Puderzucker bestäuben. Tomaten unter ständigem Wenden karamellisieren und braten, bis sie aufplatzen. Mit etwas Salz und Pfeffer würzen.

● Tomaten und Rindfleischstreifen auf zwei Teller verteilen.

Nährwerte pro Portion
500 kcal • 16 g Kohlenhydrate • 46 g Eiweiß • 25 g Fett

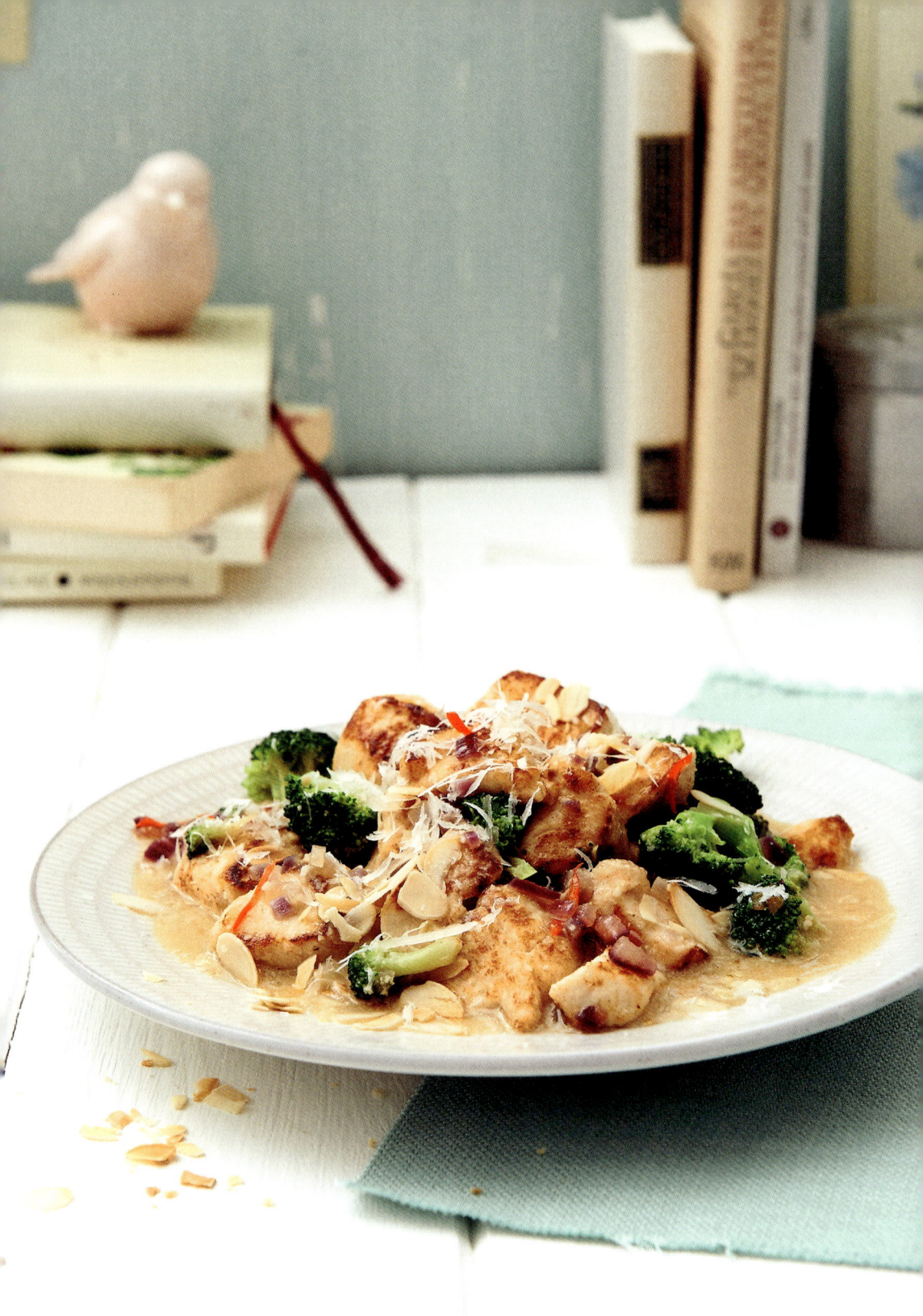

Hähnchen in Mandelsoße mit Brokkoli

⊘ 45 Min.

- 500 g Brokkoli
- 1 EL Mandelblättchen
- 300 g Hähnchenbrust
- 1 EL Mehl
- 1 rote Zwiebel
- ½ rote Chilischote

- 1 daumengroßes Stück
  Ingwer
- 1 Knoblauchzehe
- ½ TL Zimt
- ½ TL Kardamompulver
- ½ TL Kreuzkümmel
- ½ TL Currypulver

- 1 EL Butterschmalz
- 3 EL gemahlene Mandeln
  (geschält)
- 125 ml Geflügelfond
- 30 g Sahne
- Salz und Pfeffer nach
  Geschmack

● Ofen auf 230 °C (Grillstufe) vorheizen. Ein Blech mit Backpapier auslegen.

● Brokkoli in Röschen zerteilen, waschen und gut abtropfen. Mandelblättchen in einer Pfanne ohne Fett anrösten. Hähnchenbrust kalt abbrausen und in Medaillons schneiden. Mit Salz und Pfeffer würzen und mit Mehl bestäuben.

● Zwiebel abziehen und in Streifen schneiden Chili waschen und in Ringe schneiden. Ingwer schälen und reiben. Knoblauch abziehen und fein schneiden.

● Gewürze vermischen.

● Butterschmalz erhitzen, das Fleisch darin von allen Seiten kurz anbraten und herausnehmen. Zwiebeln im restlichen

Schmalz andünsten. Ingwer, Knoblauch, Gewürze und gemahlene Mandeln hinzufügen, kurz anrösten und mit dem Geflügelfond und der Sahne ablöschen. Das Fleisch 10 Minuten bei geringer Hitze köcheln lassen. Nach Geschmack mit Salz und Pfeffer würzen.

● In der Zwischenzeit die Brokkoliröschen auf dem Blech verteilen. Mit Salz und Pfeffer würzen und im Ofen 10–12 Minuten rösten. Fleisch und Brokkoli auf zwei Teller verteilen, mit der Mandelsoße übergießen und mit Mandelblättchen bestreuen.

Nährwerte pro Portion
589 kcal • 56 g Eiweiß • 26 g Kohlenhydrate • 31 g Fett • Energiedichte 105 kcal/100 g

Auberginen-Lasagne

⊘ 90 Min.

- 1 kleine rote Zwiebel
- 1 kleine Möhre
- 1 TL natives Olivenöl
- 125 g Hackfleisch (Rind)
- 2 kleine Auberginen
- 1 EL Tomatenmark

- 500 g passierte Tomaten
- 1 TL Oregano (getrocknet)
- 40 g geriebener Parmesan
- 100 g Mozzarella in Scheiben

- 4–6 frische Basilikumblättchen
- Salz und Pfeffer nach Geschmack

● Zwiebel und Möhre schälen. Zwiebel fein hacken. Möhre klein raspeln. Olivenöl in eine beschichtete Pfanne erhitzen. Zwiebeln und Möhren kurz andünsten. Hackfleisch dazugeben und krümelig anbraten. Tomatenmark unterrühren und kurz weiterbraten. Passierte Tomaten hinzufügen. Mit Oregano, Salz und Pfeffer würzen und die Soße 30–60 Minuten bei niedriger Temperatur köcheln lassen. Je länger die Bolognese einkocht, desto besser schmeckt sie.

● Den Ofen auf 250 °C (Grillstufe) vorheizen. Ein Blechgitter mit Backpapier belegen. Auberginen waschen und längs in 1 cm dicke Scheiben schneiden. Von beiden Seiten salzen, auf dem Backblech verteilen und 10–12 Minuten grillen. Nach der Hälfte der Zeit die Auberginenscheiben wenden!

● In einer mittelgroßen Auflaufform (ca. 22 × 25 cm) Bolognese und Auberginen im Wechsel schichten. Mit der Tomatensoße enden. Zum Schluss Parmesan auf den Auflauf streuen und mit Mozzarella belegen. Im Ofen 10–12 Minuten gratinieren. Mit frischem Basilikum servieren!

Nährwerte pro Portion
556 kcal • 42 g Eiweiß • 30 g Kohlenhydrate • 31 g Fett • Energiedichte 72 kcal/100 g

Zitronen-Steaks mit gebackenem Birnen-Chicorée

⊘ 45 Min.

- 4 Chicoréekolben
- 1 mittelgroße Birne
- 4 EL natives Olivenöl
- 2 Zweige Thymian
- ½ rote Chilischote

- 1 TL Honig
- 2 Schweinenackensteaks (à 150 g)
- 1 kleine Bio-Zitrone
- 2 TL Mehl

- 1 TL Butter
- 50 ml Weißwein (trocken)
- Salz und schwarzer Pfeffer

● Ofen auf 200 °C (180 °C Umluft) vorheizen.

● Chicorée halbieren, für ein paar Minuten in kaltes Wasser legen, anschließend gut trocken schütteln. Birne waschen, entkernen und würfeln. 1 EL Olivenöl in einer Pfanne erhitzen, Chicoréehälften mit der Schnittfläche nach unten 1 Minute anbraten, dann wenden und eine weitere Minute braten. Anschließend die Kolbenhälften mit der Schnittfläche nach oben in eine Auflaufform setzen. Birnenwürfel darüberstreuen.

● Thymianblättchen abzupfen. Chili waschen, der Länge nach aufschlitzen, Samen herauskratzen und quer in feine Ringe schneiden. Honig kurz erwärmen, bis er flüssig ist. 2 EL Olivenöl, Thymian, Chili und Honig verrühren und über den Chicorée gießen. Mit Salz und Pfeffer würzen und im Ofen 12–15 Minuten backen.

● In der Zwischenzeit die Schweinenackensteaks kalt abbrausen. Die Zitrone heiß abwaschen und die Schale abreiben. Steaks mit jeweils 1 TL Mehl bestäuben. Mit Salz und Pfeffer würzen. 1 EL Olivenöl erhitzen, Steaks darin von beiden Seiten bei hoher Hitze kurz anbraten. Butter hinzufügen und weitere 2 Minuten braten. Wein, Saft einer halben Zitrone und Zitronenabrieb hinzufügen. Das Fleisch 10 Minuten bei geringer Temperatur garen.

● Chicorée auf zwei Tellern anrichten, mit dem Saft der zweiten Zitronenhälfte beträufeln und zusammen mit den Zitronen-Steaks servieren.

Nährwerte pro Portion
600 kcal • 34 g Eiweiß • 29 g Kohlenhydrate • 38 g Fett • Energiedichte 122 kcal/100 g

SALATE

Feldsalat mit Puteninvoltini-Saltimbocca

⏱ 35 Min.

- 300 g Feldsalat
- 8 Salbeiblätter
- 2 Putenschnitzel (à 180 g)
- 4 Scheiben Parma- oder Serranoschinken
- 4 EL natives Olivenöl

- 1 EL Butter
- 50 ml Weißwein
- 2 EL Balsamicoessig
- 2 TL Dijon-Senf
- 1 TL Honig
- 2 EL Milch

- Salz und bunter Pfeffer aus der Mühle
- 2 Zahnstocher, Frischhaltefolie

● Feldsalat verlesen, waschen, trocken schleudern und auf zwei großen Tellern verteilen.

● Salbei waschen und trocken schütteln. Filets kalt abbrausen und trocken tupfen. Das Fleisch mit einem scharfen Messer längs in Faserrichtung teilen. Jedes Fleischstück zwischen zwei Lagen Frischhaltefolie legen und mit einem Fleischklopfer dünn klopfen. Schnitzel beidseitig mit Salz und Pfeffer würzen.

● Jedes Schnitzel auf eine Schinkenscheibe legen. Auf das Schnitzel die Salbeiblätter legen. Die Schnitzel aufrollen und mit einem Zahnstocher feststecken.

● In einer beschichteten Pfanne 1 EL Olivenöl und die Butter erhitzen, die Involtini darin von allen Seiten bei mittlerer Hitze anbraten. Nach 3–4 Minuten den Wein dazugeben und weitergaren, bis das Fleisch durch ist.

● Die Putenröllchen quer in 2 cm dicke Scheiben schneiden und auf dem Salat verteilen.

● Für das Dressing 3 EL Olivenöl, etwas Salz, Balsamicoessig, Senf, Honig und Milch kräftig verschütteln und über die Salate träufeln. Nach Geschmack mit Salz und Pfeffer würzen.

Nährwerte pro Portion
573 kcal • 55 g Eiweiß • 8 g Kohlenhydrate • 34 g Fett • Energiedichte 130 kcal/100 g

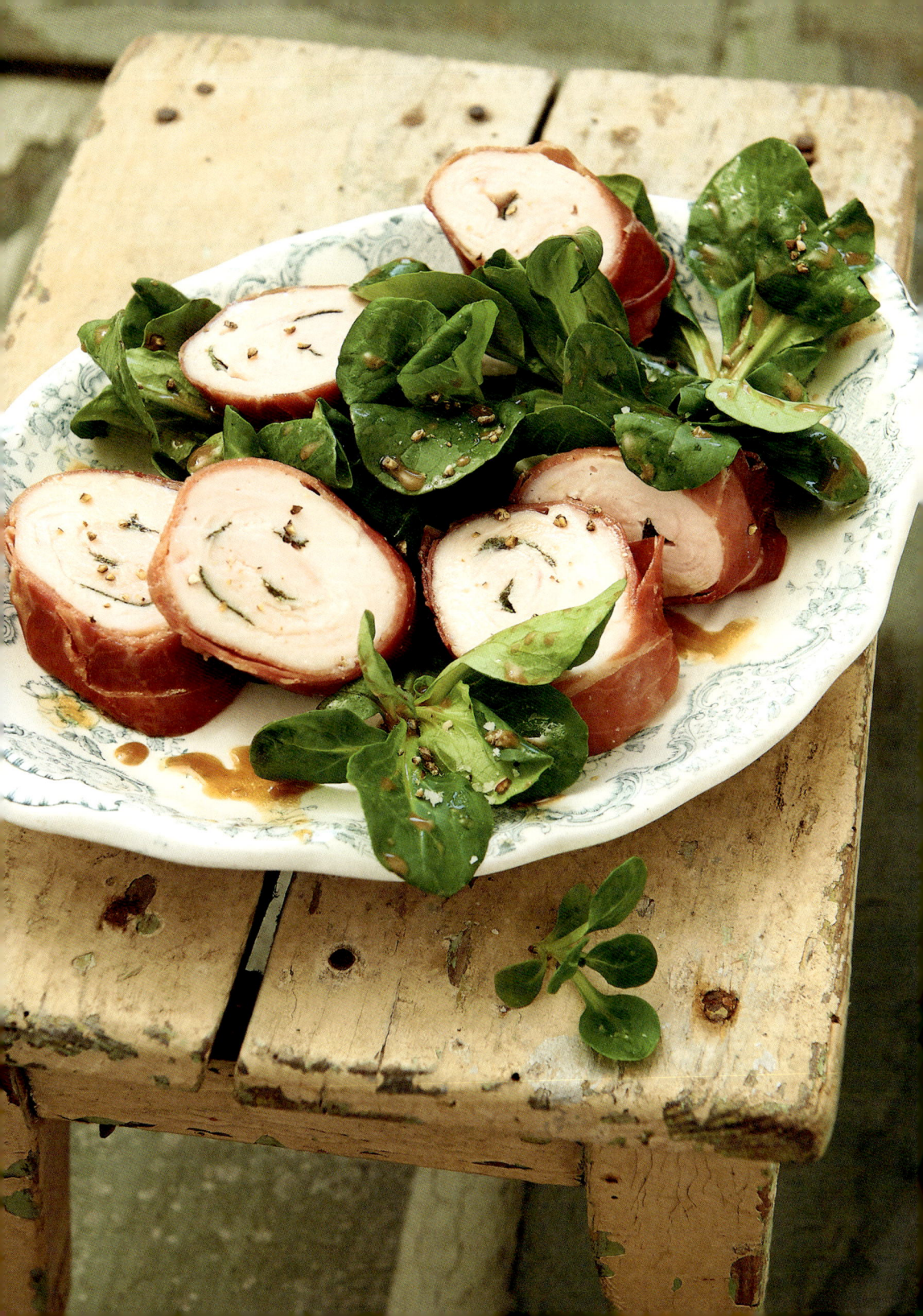

Zucchinispaghetti-Salat

⊘ 25 Min.

3 mittelgroße Zucchini • 60 g schwarze Oliven (ohne Stein) • 50 g getrocknete Tomaten (in Öl) • 200 Cocktailtomaten • 8 Blätter Basilikum • 200 g Cannellini-Bohnen aus der Dose • 2 TL Tomatenmark • 2 EL Aceto balsamico (dunkel) • 4 EL natives Olivenöl • 50 g gehobelter Parmesan • Salz, Pfeffer aus der Mühle

● Zucchini waschen und mit dem Spiralschneider zu Spaghetti drehen.

● Oliven abtropfen und halbieren. Getrocknete Tomaten klein schneiden. Cocktailtomaten waschen und halbieren. Basilikum waschen und in Streifen schneiden. Cannellini abseihen.

● Tomatenmark, etwas Salz, Balsamicoessig und Olivenöl kräftig vermengen. Zucchini mit dem Dressing vermischen.

● Die getrockneten Tomaten, Oliven, Cocktailtomaten und Bohnen dazugeben und vermengen. Zucchinispaghetti in 2 große Pastateller geben. Mit Salz und Pfeffer würzen. Zum Schluss den Parmesan und das Basilikum verteilen.

Nährwerte pro Portion
528 kcal • 21 g Eiweiß • 27 g Kohlenhydrate • 40 g Fett • Energiedichte 100 kcal/100 g

Rote Bete mit Erdbeeren und Mozzarella

⊘ 25 Min.

4 Knollen Rote Bete (vakuumverpackt) • 200 g Erdbeeren • 1 Stange Staudensellerie • 2 TL Kürbiskerne • 12 Blätter frisches Basilikum • 180 g Büffel-Mozzarella • 2 EL Himbeeressig • 3 EL natives Olivenöl • 1 TL Dijon-Senf • 1 TL Honig • Salz, Pfeffer aus der Mühle

● Rote Bete unter fließend kaltem Wasser abwaschen und in 1 cm dicke Würfel schneiden. Erdbeeren waschen, das Grün entfernen und die Beeren klein würfeln. Sellerie waschen und quer in Streifen schneiden. Rote Bete, Sellerie und Erdbeeren in einer Schüssel vermengen und dann in zwei tiefe Teller geben.

● Kürbiskerne ohne Fett anrösten. Basilikum waschen und in Streifen schneiden. Büffel-Mozzarella zerzupfen. Kürbiskerne, Basilikum und Mozzarella über den Salat verteilen.

● Für das Dressing Himbeeressig, Olivenöl, etwas Salz, Senf und Honig verrühren und über die Salate träufeln. Salate nach Geschmack mit Salz und Pfeffer würzen.

Nährwerte pro Portion
526 kcal • 21 g Eiweiß • 27 g Kohlenhydrate • 38 g Fett • Energiedichte 141 kcal/100 g

Burrata auf Kräuter-Tomaten-Melonen-Salsa

⊙ 20 Min.

400 g kernarme Wassermelone • 1 große rote Zwiebel • 8 Blätter Minze und 10 Blätter Basilikum (sehr fein gehackt) • 2 EL Saft einer Zitrone • 6 EL natives Olivenöl • 2 Burratakugeln (alternativ Büffelmozzarella) • Salz und bunter Pfeffer aus der Mühle

● Tomaten waschen, halbieren, das weiche Innere aushöhlen und Tomaten in kleine Würfel schneiden. Melone schälen, entkernen und ebenfalls in kleine Würfel schneiden. Zwiebel abziehen und sehr fein hacken. Zusammen mit den Kräutern in eine Schüssel geben. Mit Zitronensaft und 4 TL Olivenöl anmachen und mit Salz und Pfeffer würzen.

● Die Salsa in zwei tiefe Teller geben. Burrata kreuzweise einschneiden, etwas aufklappen und in die Mitte der Salsa setzen. Mit jeweils 1 TL Olivenöl beträufeln und mit Salz und Pfeffer würzen.

Tipp Statt Wassermelone können Sie auch Erdbeeren oder Orangen verwenden.

Nährwerte pro Portion
575 kcal • 19 g Eiweiß • 27 g Kohlenhydrate • 44 g Fett • Energiedichte 100 kcal/100 g

Fruchtiger Sauermilchkäse-Salat

⊙ Zubereitung: 10 Min. + 30 Min. ziehen

4 Stück Sauermilchkäse (Handkäse) • 2 rote Zwiebeln • 1 säuerlicher Apfel • 3 Radieschen • 2 Gewürzgurken • 10 g Pinienkerne • 15 g Cranberries • 4 EL natives Olivenöl • 2 EL Aceto balsamico (hell) • 1 TL Dijon-Senf • 1 EL frisch gehacktes Basilikum • Salz und Pfeffer aus der Mühle

● Sauermilchkäse in dünne Scheiben schneiden. Zwiebel abziehen und in Ringe hobeln. Apfel und Radieschen waschen und in dünne Scheiben hobeln. Gewürzgurken in Scheibchen schneiden. Pinienkerne in einer Pfanne ohne Fett anrösten.

● Sauermilchkäse auf einem Teller verteilen. Mit Salz und Pfeffer würzen. Auf den Käse die Apfel-, Radieschen- und Gurkenscheiben sowie die Zwiebelringe geben. Pinienkerne und Cranberries darüberstreuen.

● Öl mit Essig, Senf und etwas Salz verrühren, über den Salat träufeln und mindestens 30 Minuten durchziehen lassen. Vor dem Servieren mit Basilikum bestreuen.

Nährwerte pro Portion
486 kcal • 35 g Eiweiß • 28 g Kohlenhydrate • 29 g Fett • Energiedichte 131 kcal/100 g

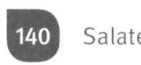

SALATE

Auberginensalat mit Granatapfel

⏀ 35 Min.

2 große Auberginen • 4 aromatische Strauchtomaten • jeweils 1 Bund gehackte Blattpetersilie und gehackter Koriander • 200 g Fetakäse • 30 g Granatapfelkerne • Saft von ½ Bio-Zitrone • 3 EL natives Olivenöl • 1 kleine Knoblauchzehe (oder eine halbe) • ½ TL Zimt • 1 TL Honig • Salz und Cayennepfeffer

● Ofen auf 250 °C (Grillstufe) vorheizen. Ein Blech mit Backpapier auslegen.

● Auberginen waschen und in 2 cm dicke Würfel schneiden, in ein Sieb geben, salzen und ziehen lassen. Anschließend auf dem Blech verteilen, im Ofen 12–15 Minuten grillen, abkühlen lassen.

● Die Tomaten waschen und klein würfeln. Fetakäse zerbröckeln. Für das Dressing Zitronensaft, etwas Salz, Olivenöl, die gepresste Knoblauchzehe, Zimt und Honig verrühren.

● Alle Zutaten, bis auf den Feta in eine Schüssel geben, mit dem Dressing anmachen. Mit Salz und Cayennepfeffer würzen und mit Feta bestreuen.

Nährwerte pro Portion
560 kcal • 23 g Eiweiß • 28 g Kohlenhydrate • 40 g Fett • Energiedichte 83 kcal/100 g

Grapefruit-Linsensalat mit Avocado

⏀ 40 Min

200 g Garnelen (tiefgefroren, ohne Schale) • 1 Knoblauchzehe • 100 g Belugalinsen (getrocknet) • 100 g Rucola • 1 Avocado • ein paar Spritzer Zitronensaft • 125 g Grapefruit • 100 g Cocktailtomaten • 4 EL natives Olivenöl • 1 EL Himbeeressig • 1 TL Dijon-Senf • 20 g Granatapfelkerne • Salz, Chiligewürz, Pfeffer

● Garnelen rechtzeitig auftauen. Knoblauch abziehen und fein hacken.

● Linsen waschen und 20 Minuten kochen. Abgießen und abkühlen lassen. Rucola waschen und grob hacken. Avocado entkernen, würfeln, mit Zitronensaft beträufeln. Grapefruit schälen und würfeln. Tomaten waschen und halbieren. Für das Dressing 3 EL Olivenöl, Himbeeressig, etwas Salz und Senf mixen.

● 1 EL Olivenöl in der Pfanne erhitzen, Knoblauch und Garnelen 3–4 Minuten braten. Mit Salz und Chili würzen. Salat mit dem Dressing anmachen, mit Salz und Pfeffer würzen. Mit Granatapfelkernen und Garnelen bestücken.

Nährwerte pro Portion
555 kcal • 33 g Eiweiß • 37 g Kohlenhydrate • 31 g Fett • Energiedichte 117 kcal/100 g

Rote-Linsen-Suppe mit Joghurt und Kürbiskernen

⊘ 45 Min.

- 1 kleine Möhre (100 g)
- 100 g Knollensellerie
- 1 Zwiebel
- 1 Knoblauchzehe
- 2 EL Kürbiskerne
- 2 EL natives Olivenöl
- 1 TL Ras el-Hanout (arabische Gewürzmischung)
- 1 EL Tomatenmark
- etwa 800 ml Wasser
- 1 TL Zitronensaft
- 2 EL türkischer Joghurt
- 2 TL getrocknete Minze
- Salz und Pfeffer nach Geschmack

● Möhre schälen und klein schneiden. Sellerie schälen und klein würfeln. Zwiebel und Knoblauch abziehen und fein hacken. Kürbiskerne ohne Fett anrösten.

● Olivenöl in einem Topf erhitzen. Ras el-Hanout, Zwiebeln und Knoblauch darin kurz anbraten. Dann Möhren-, Selleriewürfel und Linsen dazugeben. Tomatenmark hinzufügen und alles gut verrühren. Wasser eingießen, so dass das Gemüse gut bedeckt ist. 25 Minuten köcheln lassen.

● Die Suppe mit einem Stabmixer pürieren und mit Salz und Pfeffer würzen. Wenn die Suppe zu dickflüssig ist, etwas Wasser hinzufügen. Zitronensaft und Minze hineingeben.

● Suppe in zwei große Suppenschüsseln füllen. Jeweils einen Klecks Joghurt daraufgeben und mit Kürbiskernen bestreuen.

Nährwerte pro Portion
336 kcal • 20 g Eiweiß • 38 g Kohlenhydrate • 14 g Fett • Energiedichte 53 kcal/100 g

SUPPEN

Cremige Gemüse-Rindfleischsuppe

4 Portionen
⊙ Zubereitung: 15 Min.+ Garzeit 2 Std.

- 3 große Möhren
- 2 Speisezwiebeln
- 1 Kartoffel
- 3 Strauchtomaten

- 350 g Suppenfleisch
  (Rind, mit Knochen)
- 1 EL natives Olivenöl

- 50 g geriebener
  Parmesan
- 1 EL gehackte Petersilie

● Möhren schälen und in dicke Scheiben schneiden. Zwiebel abziehen und vierteln.

● Kartoffel schälen und vierteln. Tomaten auf der Unterseite kreuzweise einritzen. Fleisch kalt abbrausen und abtupfen.

● Olivenöl in einem hohen Topf erhitzen. Gemüse darin rundherum in 2–3 Minuten anbraten. Das Fleisch auf das Gemüse legen, mit Wasser aufgießen, so dass alles gut bedeckt ist. Suppe aufkochen lassen. Temperatur reduzieren und den Schaum abtragen. Tomaten herausnehmen, enthäuten und wieder hinzufügen.

● Anschließend Suppe nach Geschmack mit Salz würzen und ca. 2 Stunden köcheln lassen, bis sich das Fleisch vom Knochen löst.

● Fleisch herausnehmen, mit einer Gabel zerpflücken. Mit einer Siebkelle das Gemüse aus der Brühe heben, in ein hohes Gefäß geben und mit dem Stabmixer pürieren. Gemüsebrei zurück in den Topf geben und mit der Flüssigkeit verrühren. Fleisch wieder in die Suppe geben, alles kurz aufkochen lassen. Suppe in tiefe Teller geben. Parmesan drauf verteilen und mit Petersilie bestreuen.

Nährwerte pro Portion
360 kcal • 24 g Eiweiß • 22 g Kohlenhydrate • 21 g Fett • Energiedichte
55 kcal/100 g

Feine Fenchelsuppe mit Parmesancrackern

⊘ 40 Min.

- 80 g geriebener junger Parmesan
- 2 große Fenchelknollen
- 1 Schalotte
- ½ säuerlicher Apfel (z. B. Boskop)

- 1 EL natives Olivenöl
- ½ TL Kardamompulver
- 1 Liter Gemüsebrühe oder Hühnerfond
- 1 EL Zitronensaft
- 100 ml Sahne

- Salz und schwarzer Pfeffer

● Ofen auf 200 °C (180 °C Umluft) vorheizen. Ein Blech mit Backpapier auslegen. Parmesan mit Pfeffer würzen. Kleine Parmesanhäufchen auf dem Blech verteilen und etwas eindrücken. Achten Sie auf genügend Abstand zwischen den Käsehäufchen! Käse im Ofen ca. 5 Minuten backen, bis er goldgelb, aber nicht braun, ist Parmesancracker aus dem Ofen nehmen und abkühlen lassen.

● Fenchelgrün abschneiden und beiseitelegen. Knollen vierteln, vom Strunk befreien, waschen und in mundgerechte Stücke schneiden. Schalotte abziehen und klein hacken. Apfel schälen und würfeln.

● Olivenöl in einen Topf geben. Kardamom kurz darin rösten. Dann Fenchel, Zwiebel und Apfel hinzufügen und andünsten. Mit Gemüsebrühe bzw. Hühnerfond und Zitronensaft ablöschen. Nach Geschmack mit Salz und Pfeffer würzen und ca. 20 Minuten bei mittlerer Hitze köcheln lassen, anschließend fein pürieren. Zum Schluss die Sahne hinzufügen und weitere 2 Minuten garen. Fenchelsuppe nach Geschmack mit Pfeffer würzen, mit Fenchelgrün garnieren und mit Parmesancrackern servieren.

Nährwerte pro Portion
530 kcal • 20 g Eiweiß • 31 g Kohlenhydrate • 39 g Fett • Energiedichte 63 kcal/100 g

Service

Literatur

Eine ausführliche Literaturliste finden Sie unter www.trias-verlag.de/mangiameli/literaturliste

Klitgaard HB, Kilbak JH, Nozawa EA et al. Physiological and lifestyle traits of metabolic dysfunction in the absence of obesity. Curr Diab Rep 2020; 20(6): 17.

Bosomworth NJ. Normal-weight central obesity. Unique hazard of the toxic waist. Can Fam Physician 2019; 65(6): 399–408.

Thomas EL, Frost G, Taylor-Robinson SD et al. Excess body fat in obese and normal-weight subjects. Nutr Res Rev. 2012 Jun; 25(1): 150–61

Männistö, S, Harald, K, Kontto, J et al. Dietary and lifestyle characteristics associated with normal-weight obesity: The National FINRISK 2007 Study. 2014 British Journal of Nutrition, 111(5), 887–894

Stefan N, Schick F, Häring HU. Causes, characteristics, and consequences of metabolically unhealthy normal weight in humans. Cell Metab 2017; 26(2): 292–300.

Stefan N. Causes, consequences, and treatment of metabolically unhealthy fat distribution. Lancet Diabetes Endocrinol 2020; 8: 616–27

Moreno-Indias I, Oliva-Olivera W, Omiste A et al. Adipose tissue infiltration in normal-weight subjects and its impact on metabolic function. Transl Res 2016; 172: 6–17.e3.

Carobbio S, Pellegrinelli V, Vidal-Puig A. Adipose Tissue Function and Expandability as Determinants of Lipotoxicity and the Metabolic Syndrome. Engin A., Engin A. (eds) Obesity and Lipotoxicity. Advances in Experimental Medicine and Biology, 2020, vol 960. Springer.

Mirmiran P, Moslehi N, Hosseinpanah F et al. Dietary determinants of unhealthy metabolic phenotype in normal weight and overweight/obese adults: results of a prospective study. Int. J. Food Sci. Nutr 2020 Apr 1; 1–11.

Osadnik, K, Osadnik, T, Lonnie, M et al. Metabolically healthy obese and metabolic syndrome of the lean: the importance of diet quality. Analysis of MAGNETIC cohort. 2020, Nutr J 19, 19.

Chooi YC, Ding C, Chan Z, et al. Moderate Weight Loss Improves Body Composition and Metabolic Function in Metabolically Unhealthy Lean Subjects. Obesity (Silver Spring). 2018;26(6): 1000–1007

Stichwortverzeichnis

Rezeptregister

Bibliografische Information der Deutschen Nationalbibliothek
Die Deutsche Nationalbibliothek verzeichnet diese Publikation in der Deutschen Nationalbibliografie; detaillierte bibliografische Daten sind im Internet über http://dnb.d-nb.de abrufbar.

Programmplanung: Uta Spieldiener
Projektmanagement: Annalena Müller
Redaktion: Sabine Klonk, Stuttgart
Bildredaktion: Christoph Frick

Umschlaggestaltung und Layout:
CYCLUS · Visuelle Kommunikation, Stuttgart

Bildnachweis:
Umschlagfoto und Bild S. 3: Foto: © DEEPOL by plainpicture/Alix Minde; Hintergrund: © rangizzz / stock.adobe.com
Rezeptfotos: Stefanie Bütow, Hamburg
Autorenfoto Nicolai Worm: Sandra Eckhardt (München)
Autorenfoto Franca Mangiameli: Stefan Steinbach, www.steinbach.one
Zeichnungen: Grafikbüro Schaaf, Bellheim

1. Auflage 2021

© 2021. Thieme. All rights reserved.
TRIAS Verlag in Georg Thieme Verlag KG,
Rüdigerstraße 14, 70469 Stuttgart, Germany
www.thieme.de

Printed in Germany

Satz und Repro: Fotosatz Buck, Kumhausen
Gesetzt in Adobe Indesign CS6
Druck: AZ Druck und Datentechnik GmbH, Kempten

Gedruckt auf chlorfrei gebleichtem Papier

ISBN 978-3-432-11219-0   1 2 3 4 5 6

Auch erhältlich als E-Book:
eISBN (ePub) 978-3-432-11220-6

Unterhaltsames Wissen – lebenswichtige Fakten

- Dieses Buch verlängert Ihr Leben
- Alles zu Aufbau, Funktion und Erkrankungen
- Lebergesundheit, Alarmsignale und moderne Therapien

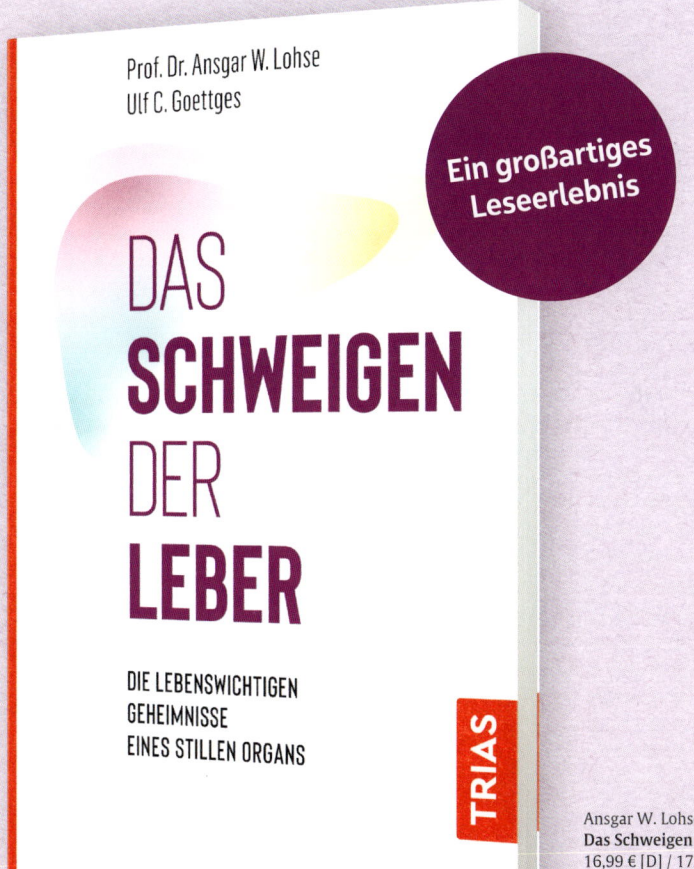

Prof. Dr. Ansgar W. Lohse
Ulf C. Goettges

DAS SCHWEIGEN DER LEBER

DIE LEBENSWICHTIGEN
GEHEIMNISSE
EINES STILLEN ORGANS

Ein großartiges
Leseerlebnis

TRIAS

Ansgar W. Lohse / Ulf C. Goettges
Das Schweigen der Leber
16,99 € [D] / 17,50 € [A]
ISBN 978-3-432-11271-8
Auch als E-Book

TRIAS

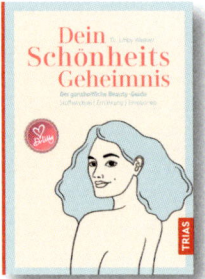
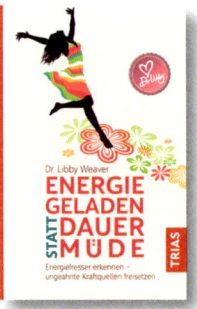
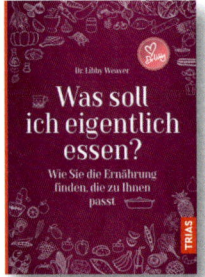
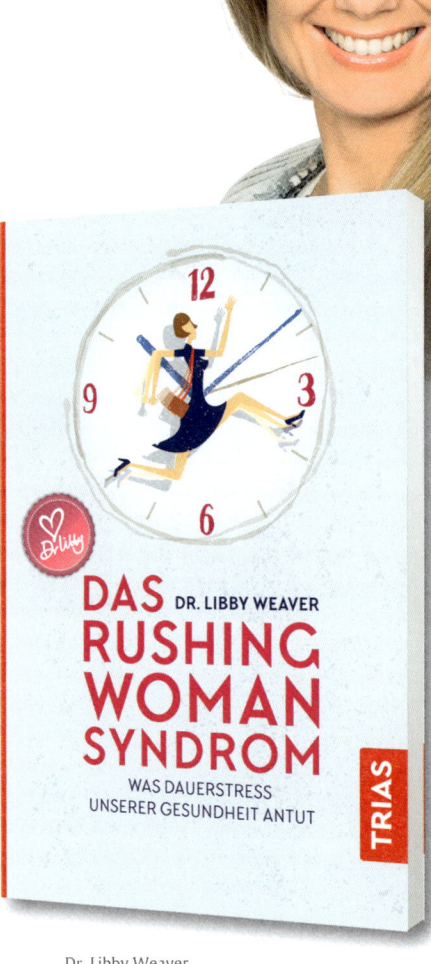

Optimieren Sie
Ihren Stoffwechsel

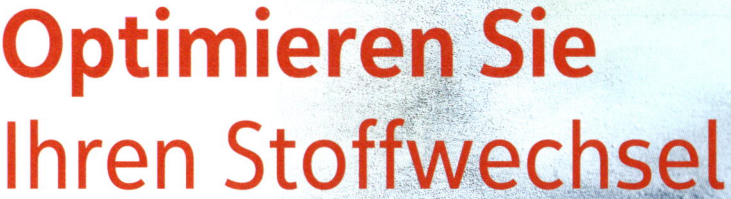

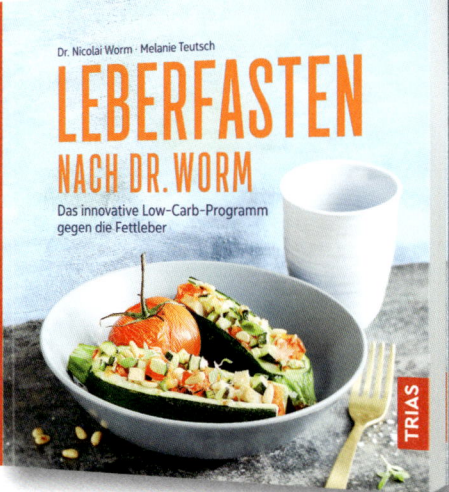

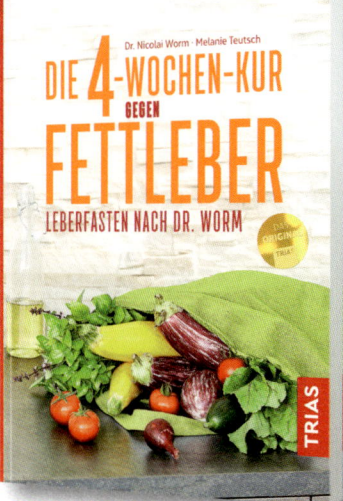

Das Ernährungsprogramm

Das Problem „Fettleber" lässt sich auch über
die Ernährung wieder in den Griff bekommen.
Nachhaltigen Erfolg garantiert dieses Leberfasten-
Ernährungskonzept. Nützliche Tipps motivieren
während der Umstellung und 100 leckere Rezepte
sorgen für abwechslungsreichen Genuss.

Worm / Teutsch
Leberfasten nach Dr. Worm
€ 19,99 [D] / € 20,60 [A]
ISBN 978-3-432-10782-0
Auch als E-Book

Schnell und effektiv

In diesem 4-Wochen-Programm finden Sie
köstliche, alltagstaugliche Rezepte mit wenigen
Kohlenhydraten, jede Woche einen neuen Impuls
für mehr Bewegung im Alltag und viele Motivations-
tipps, damit das Durchhalten ganz leicht wird.

Worm / Teutsch
Die 4-Wochen-Kur gegen Fettleber
€ 14,99 € [D] / € 15,50 € [A]
ISBN 978-3-432-11128-5
Auch als E-Book

TRIAS